国家执业药师资格考试 必背采分点

药学专业知识（二）

主编◎陈 华

中国中医药出版社
·北 京·

图书在版编目（CIP）数据

药学专业知识．二／陈华主编．—2版．—北京：中国中医药出版社，2018.1

国家执业药师资格考试必背采分点

ISBN 978-7-5132-4597-5

Ⅰ.①药… Ⅱ.①陈… Ⅲ.①药物学-资格考试-自学参考资料 Ⅳ.①R9

中国版本图书馆CIP数据核字（2017）第282198号

中国中医药出版社出版

北京市朝阳区北三环东路28号易亨大厦16层
邮政编码　100013
传真　010-64405750
三河市同力彩印有限公司印刷
各地新华书店经销

开本 787×1092　1/32　印张 10　字数 169 千字
2018年1月第2版　2018年1月第1次印刷
书号　ISBN 978-7-5132-4597-5

定价　38.00元
网址　www.cptcm.com

社 长 热 线　010-64405720
购 书 热 线　010-89535836
维 权 打 假　010-64405753

微信服务号　zgzyycbs
微商城网址　https://kdt.im/LIdUGr
官方微博　http://e.weibo.com/cptcm
天猫旗舰店网址　https://zgzyycbs.tmall.com

如有印装质量问题请与本社出版部联系（010-64405510）
版权专有　侵权必究

《药学专业知识(二)》编委会

主　审　田　燕
主　编　陈　华
副主编　田　力　杨春雨
编　委　马楚楚　王丽娟　白雅君
　　　　　　关　欣　刘艳君　刘鸿妍
　　　　　　孙丽娜　张　舫　张黎黎
　　　　　　徐　红　顾晓华　高晓光
　　　　　　董　浩

前 言

国家执业药师资格考试属于职业准入考试，凡符合条件经过考试并成绩合格者，颁发《执业药师资格证书》，表明其具备执业药师的学识、技术和能力。本资格在全国范围内有效。考试工作由人力资源和社会保障部、国家食品药品监督管理总局共同负责，日常工作委托国家食品药品监督管理总局执业药师资格认证中心承担，具体考务工作委托人力资源和社会保障部人事考试中心组织实施。考试分药学专业和中药学专业。由于考试重点、难点较多，广大考生在复习考试中很难适应，这对于专业基础比较薄弱、信心不足的考生来说，非常有必要借助考试辅导用书来提高自身的应试能力。

应广大考生要求，多年从事执业药师考试考前培训的权威专家团队依据最新版"国家执业药师资格考试大纲"，编写了这套《国家执业药师考试必背采分点》丛书。本套丛书共7本，分别为《药事管理与法规》《药学专业知识（一）》《药学专业知识（二）》《药学综合知识与技能》《中药学专业知识（一）》《中药学专业知识（二）》《中药学综合知识与技能》。丛书将考试大纲和复习指导用书融为一体,根据考试真题或常考习题,划出"必背采分点",便于考生利用碎片时间复习;同时加入考试真题,帮助学生熟悉出题思路,使其临考不至于慌乱,并对难点和重点给予考点提示,便于考生掌握。本套丛书主要供参加国家执业药师资格考试的考生使用。

我们相信,只要考生们认真学习,在本套丛书的帮助下一定能够顺利通过国家执业药师资格考试。

《国家执业药师考试必背采分点》丛书编委会
2016年11月

编写说明

本书是2017年《国家执业药师考试必背采分点》丛书之一，由多年从事执业药师考前培训的权威专家根据最新版执业药师考试大纲及考试指南的内容要求精编而成。

本书将考试大纲和复习指导用书融为一体，书中内容按照章节编排，包括神经与中枢神经系统疾病用药；解热、镇痛、抗炎药及抗痛风药；呼吸系统疾病用药；消化系统疾病用药；循环系统疾病用药；血液系统疾病用药；利尿剂与泌尿系统疾病用药；内分泌系统疾病用药；调节水、电解质、酸碱平衡与营养药；抗菌药；抗病毒药；抗寄生虫药；抗肿瘤药；眼科疾病用药；耳鼻喉科疾病用药和皮肤科疾病用药。以历年考试真题或常考习题为重点，划出"必背采分点"，非常便于记忆。同时加入考试真题，并对难点和重点给出少量的"考点提示"，复习重点突出，便于考生掌握考试脉络。本书具有很强的针对性和实用性，供参加2017年国家执业药师资格考试的考生使用。

本书涉及内容广泛，不妥之处恳请各位读者提出宝贵意见，以便再版时修订提高。

《药学专业知识（二）》编委会
2016 年 11 月

目录

第一章 神经与中枢神经系统疾病用药 ………… 1
  第一节　镇静与催眠药 ………………………… 1
  第二节　抗癫痫药 ……………………………… 7
  第三节　抗抑郁药 ……………………………… 11
  第四节　脑功能改善及抗记忆障碍药 ………… 17
  第五节　镇痛药 ………………………………… 20

第二章 解热、镇痛、抗炎药及抗痛风药 ……… 25
  第一节　解热、镇痛、抗炎药 ………………… 25
  第二节　抗痛风药 ……………………………… 31

第三章 呼吸系统疾病用药 ……………………… 36
  第一节　镇咳药 ………………………………… 36
  第二节　祛痰药 ………………………………… 39
  第三节　平喘药 ………………………………… 43

第四章 消化系统疾病用药 ……………………… 51
  第一节　抗酸剂与抑酸剂 ……………………… 51
  第二节　胃黏膜保护剂 ………………………… 57
  第三节　助消化药 ……………………………… 59
  第四节　解痉药与促胃肠动力药 ……………… 62

第五节　泻药与止泻药 …………………………… 67
第六节　肝胆疾病辅助用药 ……………………… 73

第五章　循环系统疾病用药 …………………………… 76
第一节　抗心力衰竭药 …………………………… 76
第二节　抗心律失常药 …………………………… 80
第三节　抗心绞痛药 ……………………………… 89
第四节　抗高血压药 ……………………………… 96
第五节　调节血脂药 ……………………………… 104

第六章　血液系统疾病用药 …………………………… 110
第一节　促凝血药 ………………………………… 110
第二节　抗凝血药 ………………………………… 115
第三节　溶栓药 …………………………………… 121
第四节　抗血小板药 ……………………………… 123
第五节　抗贫血药 ………………………………… 129
第六节　升白细胞药 ……………………………… 134

第七章　利尿剂与泌尿系统疾病用药 ………………… 137
第一节　利尿剂 …………………………………… 137
第二节　抗前列腺增生症药 ……………………… 143
第三节　治疗男性勃起功能障碍药 ……………… 146

第八章　内分泌系统疾病用药 ………………………… 149
第一节　肾上腺糖皮质激素 ……………………… 149
第二节　雌激素 …………………………………… 153

第三节	孕激素	155
第四节	避孕药	157
第五节	蛋白同化激素	159
第六节	甲状腺激素及抗甲状腺药	160
第七节	胰岛素及胰岛素类似物	162
第八节	口服降糖药	165
第九节	调节骨代谢与形成药	174

第九章 调节水、电解质、酸碱平衡与营养药 ········· 179

第一节	调节水、电解质平衡药	179
第二节	调节酸碱平衡药	184
第三节	葡萄糖与果糖	186
第四节	维生素	188
第五节	氨基酸	193

第十章 抗菌药 ········· 195

第一节	青霉素类抗菌药	195
第二节	头孢菌素类抗菌药	197
第三节	其他 β-内酰胺类抗菌药	205
第四节	氨基糖苷类抗菌药	209
第五节	大环内酯类抗菌药	213
第六节	四环素类抗菌药	216
第七节	林可霉素类抗菌药	219
第八节	多肽类抗菌药	221

第九节 酰胺醇类抗菌药 ………………………… 226
第十节 氟喹诺酮类抗菌药 ………………………… 229
第十一节 硝基呋喃类抗菌药 ……………………… 234
第十二节 硝基咪唑类抗菌药 ……………………… 236
第十三节 磺胺类抗菌药及氧苄啶 ………………… 238
第十四节 其他类抗菌药 …………………………… 242
第十五节 抗结核分枝杆菌药 ……………………… 246
第十六节 抗真菌药 ………………………………… 252

第十一章 抗病毒药 … 263

第十二章 抗寄生虫药 … 271
第一节 抗疟药 ……………………………………… 271
第二节 抗肠蠕虫药 ………………………………… 275

第十三章 抗肿瘤药 … 278
第一节 直接影响 DNA 结构和功能的药物 …… 278
第二节 干扰核酸生物合成的药物（抗代谢药）
………………………………………………… 280
第三节 干扰转录过程和阻止 RNA 合成的药物
（作用于核酸转录药物） ………………… 281
第四节 抑制蛋白质合成与功能的药物（干扰有
丝分裂药） ………………………………… 283
第五节 调节体内激素水平的药物 ……………… 284
第六节 靶向抗肿瘤药 …………………………… 285

| 第七节 | 放疗与化疗止吐药 | 287 |

第十四章 眼科疾病用药 ······ 290
- 第一节 抗眼部细菌感染药 ······ 290
- 第二节 降低眼压药 ······ 292
- 第三节 抗眼部病毒感染药 ······ 294
- 第四节 眼用局部麻醉药 ······ 295
- 第五节 散瞳药 ······ 296

第十五章 耳鼻喉科疾病用药 ······ 298
- 第一节 消毒防腐药 ······ 298
- 第二节 减鼻充血药 ······ 299

第十六章 皮肤科疾病用药 ······ 301
- 第一节 皮肤寄生虫感染治疗药 ······ 301
- 第二节 痤疮治疗药 ······ 302
- 第三节 皮肤真菌感染治疗药 ······ 303
- 第四节 外用糖皮质激素 ······ 304

第一章 神经与中枢神经系统疾病用药

第一节 镇静与催眠药

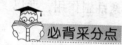

1. 中枢镇静催眠药包括巴比妥类、<u>苯二氮䓬类</u>和其他类三类。

2. 巴比妥类药引起中枢神经系<u>非特异性抑制作用</u>,作用于中枢神经的不同部位,使之从兴奋转向抑制,出现镇静、催眠和基础代谢率降低。

3. 巴比妥类药物口服后容易从<u>胃肠道</u>吸收,其钠盐的水溶液经肌内注射也易被吸收。

4. 巴比妥类药物在体内主要经由<u>肝脏</u>转化和肾脏排出。

5. 苯二氮䓬类药物口服 1~2 小时内从胃肠道吸收,<u>三唑仑</u>吸收最快。

6. 苯二氮䓬类药的<u>血浆蛋白</u>结合率较高,在体内主要经肾脏排泄。

7. 佐匹克隆口服后吸收迅速,生物利用度约**80%**,血浆蛋白结合率低,重复给药无蓄积作用,以代谢产物形式主要经由肾脏排泄。

8. 巴比妥类药物常见嗜睡、精神依赖性、步履蹒跚、肌无力等**"宿醉"**现象。

9. 苯二氮䓬类药物常见嗜睡、精神依赖性、步履蹒跚、共济失调副作用,突然停药后可能发生<u>撤药症状</u>。

10. 唑吡坦常见共济失调、精神紊乱副作用,尤以<u>**老年**</u>患者居多。

11. 严重肺功能不全、肝硬化、血卟啉病、贫血、未被控制的糖尿病、过敏者禁用**巴比妥类药**。

12. 对苯二氮䓬类药过敏者、妊娠期妇女、新生儿禁用苯二氮䓬类药。呼吸抑制、显著的神经肌肉呼吸无力、严重肝损害者禁用**硝西泮**、氟西泮。

13. 长期应用巴比妥类药患者,合用乙酰氨基酚类药,会降低乙酰氨基酚类药的疗效,增加**肝中毒**危险。

14. 巴比妥类与**氯胺酮**同时使用,特别是大剂量静脉给药,有血压降低、呼吸抑制的风险。

15. 苯二氮䓬类与抗高血压药或利尿降压药合用,可增强降压效果。与钙通道阻滞剂合用,可使<u>**体位性低血压**</u>加重。

16. **普萘洛尔**与苯二氮䓬类抗惊厥药合用,可致癫痫发作类型或频率改变,应及时调整剂量。

17. 唑吡坦与氯丙嗪合用,可延长氯丙嗪的血浆药物清除时间;与丙米嗪合用,可增加嗜睡反应和**逆行遗忘**的发生,并降低丙米嗪的峰浓度。

18. 佐匹克隆与**肌松药**或其他中枢神经抑制剂合用可增强镇静作用;与苯二氮䓬类抗焦虑药或催眠药合用,可增加戒断症状出现的概率。

19. 对入睡困难者首选**艾司唑仑**或扎来普隆,其起效快,保持近似生理睡眠,醒后无不适感。

20. 对焦虑型、夜间醒来次数较多或早醒者可选用**氟西泮**,其起效快,作用时间长,近似生理睡眠,醒后无不适感;或选用三唑仑。

21. 对睡眠时间短且夜间易醒早醒者,可选**夸西泮**,其可延长总睡眠时间,减少觉醒次数。

22. **地西泮**用于焦虑、镇静催眠、抗癫痫和抗惊厥,并缓解炎症所引起的反射性肌肉痉挛等。

23. **地西泮**也可用于治疗惊厥、紧张性头痛及家族性、老年性和特发性震颤,或手术麻醉前给药。

24. 地西泮可使伴呼吸困难的重症肌无力患者病情加重,急性或隐性闭角型青光眼发作,因地西泮可能有**抗胆碱**效应。

25. 开始服用唑吡坦通常应使用最低有效剂量,成人最大剂量一次10mg,老年患者及肝肾功能不全者,一次5mg,睡前服用,治疗时间最长不超过**4周**。

26. 巴比妥类药物**极度过量**时,大脑一切电活动消失,脑电图变为一条平直线,若不并发缺氧性损害,则该种情况可逆,不代表临床死亡。

27. 老年患者对**苯二氮䓬类**药物较敏感,静脉注射更易出现呼吸抑制、低血压、心动过缓甚至心跳停止。

28. 佐匹克隆可由**乳汁**分泌,浓度伴随血浆浓度而变化,哺乳期妇女不宜使用。

29. 抗癫痫、癫痫持续状态和严重复发性癫痫时,地西泮常用方法为:小于5岁的儿童,肌内或静脉注射(以静脉注射为宜),每2~5分钟给予0.2~0.5mg,最大用量**5mg**。

30. 应用唑吡坦时,如出现腹部或胃部痉挛、激惹神经症或痛的感觉、肌肉痉挛、抽搐、震颤、难以控制哭喊、不明原因疲劳无力等症状,需立即停药,并在停**药48小时**后随访。

31. 佐匹克隆连续用药时间不宜过长,一般不应超过**4周**。

32. 地西泮可透过**胎盘屏障**。在妊娠初期3个月内,有增加胎儿致畸的危险,妊娠期间尽量勿用。

33. 地西泮口服,用于镇静、催眠、急性乙醇戒断,第一日1次10mg,一日3~4次,以后按需要减少到一次**5mg**,一日3~4次。老年或体弱患者应减量。

历年考题

【A型题】1. 可抑制γ-氨基丁酸(GABA)降解或促进其合成的抗癫痫药是(　　)【2016年真题】

　　A. 卡马西平　　　B. 苯妥英钠
　　C. 地西泮　　　　D. 苯巴比妥
　　E. 丙戊酸钠

【考点提示】E。目前对癫痫的治疗以药物控制发作为主,按其化学结构可分为巴比妥类、苯二氮䓬类、乙内酰脲类、二苯并氮䓬类、γ-氨基丁酸(GABA)类似物和脂肪酸类。脂肪酸类的抗癫痫机制尚未完全阐明,可能为抑制GABA的降解或促进其合成,从而增加脑内GABA浓度,促使Cl$^-$内流,使胞膜的超极化稳定,达到抗癫痫作用。代表药为丙戊酸钠。

【A型题】2. 老年人对苯二氮䓬类药较为敏感,用药后可致平衡功能失调,觉醒后可发生步履蹒跚、思维迟缓等症状,在临床上被称为(　　)【2015年真题】

　　A. 震颤麻痹综合征　　B. 老年期痴呆

C. "宿醉"现象   D. 戒断综合征

E. 锥体外系反应

【考点提示】C。老年患者对苯二氮䓬类药物较敏感,静脉注射更易出现呼吸抑制、低血压、心动过缓甚至心跳停止。用药后可致人体的平衡功能失调,尤其是老年人对作用于中枢系统疾病的药物反应较为敏感,服用本类药后可产生过度镇静、肌肉松弛作用,觉醒后可发生震颤、颤抖、思维迟缓、运动障碍、认知功能障碍、步履蹒跚、肌无力等"宿醉"现象。故必须认真关注,告知患者晨起时宜小心,避免摔倒。

【B 型题】(3~4题共用选项)【2016年真题】

A. 阿普唑仑   B. 异戊巴比妥

C. 地西泮   D. 佐匹克隆

E. 苯巴比妥

3. 脂溶性较高,起效快,属于巴比妥类的镇静催眠药是(　　)

4. 没有镇静和"宿醉"现象,不属于巴比妥类和苯二氮䓬类的镇静催眠药是(　　)

【考点提示】B、D。巴比妥类引起中枢神经系统非特异性抑制作用,作用于中枢神经的不同部位,使之从兴奋转向抑制,出现镇静、催眠和基础代谢率降低。中

神经与中枢神经系统疾病用药 第一章

等剂量可起麻醉作用,大剂量时出现昏迷,甚至死亡。巴比妥类药物口服后容易从胃肠道吸收,其钠盐的水溶液经肌内注射也易被吸收。吸收后分布至全身组织,其中脑和肝脏内浓度较高。药物进入脑组织的快慢取决于药物的脂溶性,脂溶性高的药物出现中枢抑制作用快,如异戊巴比妥。非苯二氮䓬结构的杂环类镇静催眠药有环吡咯酮类如佐匹克隆,其异构体有艾司佐匹克隆,作用于 γ-氨基丁酸(GABA)受体,具有镇静催眠、抗焦虑、肌肉松弛和抗惊厥等作用。佐匹克隆口服后吸收迅速,生物利用度约80%,血浆蛋白结合率低,重复给药无蓄积作用,以代谢产物形式主要经由肾脏排泄。

第二节 抗癫痫药

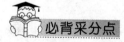

1. 癫痫分为多种类型,常见的有部分性发作,属于局限性发作;失神性发作(小发作)、强直阵挛性发作(大发作),属于<u>全身性</u>发作。

2. γ-氨基丁酸类似物代表药有<u>加巴喷丁</u>、氨己烯酸。

3. 巴比妥类代表药有苯巴比妥、异戊巴比妥钠、**扑米酮**。

4. 苯二氮䓬类代表药为地西泮、**氯硝西泮**、硝西泮。

5. 乙内酰脲类药口服吸收较缓慢，绝大部分在小肠内吸收，肌内注射吸收不完全且不规律。血浆蛋白结合率高，主要与**白蛋白**结合。

6. 乙内酰脲类（苯妥英钠）不良反应与**血浆药物浓度**密切相关。

7. 乙内酰脲类（苯妥英钠）不良反应中，血浆浓度超过 20μg/mL 时出现眼球震颤，30μg/mL 时出现**共济失调**，超过 40μg/mL 会出现严重不良反应，如嗜睡、昏迷。

8. 脂肪酸类代表药**丙戊酸钠**。

9. 乙内酰脲类与**香豆素**类抗凝血药合用时，开始可增加抗凝效应，但持续应用时则降低。

10. 苯妥英钠与卡马西平合用，可通过**肝药酶**诱导而降低卡马西平的血浆药物浓度。

11. 卡马西平与**锂盐**合用可引起严重的神经毒性。同时锂盐可降低卡马西平的抗利尿作用。

12. 脂肪酸类（丙戊酸钠）与华法林或肝素等抗凝血药及溶栓药合用，易引起**出血**。

13. 抗癫痫药给药的次数要根据该药**血浆半衰期**来确定。大多数抗癫痫药剂量的使用可以分为一日给药 2~3 次。

14. 苯妥英钠也适用于**洋地黄中毒**所致的室性及室上性心律失常。

15. 新生儿服用苯巴比妥可发生低凝血酶原血症及出血，**维生素 K** 对此有治疗或预防作用。

16. 苯巴比妥用于治疗**焦虑、失眠、癫痫及运动障碍**。

17. 卡马西平用于三叉神经痛，初始剂量一次 **100mg**，一日 2~3 次，渐增剂量至疼痛缓解（通常为一次 200mg，一日 3~4 次）。

18. 卡马西平与对乙酰氨基酚合用使**肝毒性**增加，并使乙酰氨基酚疗效降低。

19. 丙戊酸钠成人口服，一日最大剂量不超过 **30mg/kg** 或一日 1.8~2.4g。

20. 卡马西平与单胺氧化酶抑制剂合用可引起高热或**高血压危象**、严重惊厥甚至死亡，两药应用至少间隔 14 日。

21. 奥卡西平与其他抗癫痫药合用，影响其他药物的代谢，通过肝药酶诱导，使卡马西平、苯妥英钠的半衰期缩短至 **14 小时以下**。

药学专业知识（二）

22. 卡马西平用于癫痫治疗，初始剂量一次**100～200mg**，一日1～2次，渐增剂量至最佳疗效（通常一日400mg，一日2～3次）。

23. 脂肪酸类（丙戊酸钠）与苯巴比妥合用，使后者代谢减慢，血浆药物浓度升高，因而增加镇静作用导致**嗜睡**。

24. **卡马西平**用于治疗癫痫、躁狂症、三叉神经痛、神经源性尿崩症、糖尿病神经病变引起的疼痛；预防或治疗躁郁症。

25. 对接受抗癫痫药治疗的妇女，为降低神经管缺陷的风险，建议在妊娠前和妊娠期应补充**叶酸**，一日5mg。

26. 抗癫痫药应在神经内科医师指导下停药。除非必需，应避免突然停药，尤其是**巴比妥类及苯二氮䓬类药**。因为突然停药可使癫痫发作加重。

历年考题

【B型题】（1～3题共用选项）【2016年真题】

A. 卡马西平　　　　B. 苯妥英钠
C. 丙戊酸钠　　　　D. 苯巴比妥
E. 氯硝西泮

1. 主要阻滞电压依赖性的钠通道，属于二苯并氮䓬

类抗癫痫药的是（　　）

2. 减少钠离子内流而使神经细胞膜稳定，属于乙内酰脲类抗癫痫药的是（　　）

3. 可激动 γ-氨基丁酸（GABA）受体和钠通道，属于苯二氮䓬类抗癫痫药的是（　　）

【考点提示】A、B、E。二苯并氮䓬类抗癫痫机制为阻滞电压依赖性的钠通道，抑制突触后神经元高频动作电位的发放，以及通过阻断突触前 Na^+ 通道与动作电位发放，阻断神经递质释放，从而调节神经兴奋性，达到抗惊厥作用。代表药有卡马西平、奥卡西平。乙内酰脲类通过减少钠离子内流而使神经细胞膜稳定，限制 Na^+ 通道介导的发作性放电的扩散。代表药苯妥英钠。苯二氮䓬类作用机制可能与促进中枢神经性神经递质 γ-氨基丁酸（GABA）的释放或突触的传递有关。半衰期中等或短的氯硝西泮、劳拉西泮、阿普唑仑等连续应用时，一般无活性代谢产物，药物后继作用小，数天内即可达稳态。

第三节　抗抑郁药

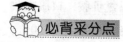
必背采分点

1. 抑郁症是一种常见的精神障碍，以**持续的心境恶**

劣与情绪低落、兴趣缺失、精力不足等为主要临床特征，常伴随认知或神经运动障碍或躯体症状。

2. 文拉法辛口服，起始推荐剂量为一日**75mg**，分 2~3 次服用（缓释制剂一日 1 次），必要时一日可增加至 225mg。

3. 米氮平口服，成人起始一次**15mg**，一日 1 次（可睡前顿服），渐加剂量至最佳疗效，有效剂量为一日 15~45mg。肝肾功能不全者应减量。

4. 西酞普兰口服，一次 20mg，一日 1 次，早晚服用，通常有效剂量为一日 20~40mg，最大量为一日**60mg**。

5. 四环类抗抑郁药代表药为**马普替林**。

6. **选择性 5-羟色胺再摄取抑制剂**与胆碱受体、组胺受体、肾上腺素受体几乎无亲和力。

7. 5-羟色胺再摄取抑制剂（SSRI）的疗效与三环类抗抑郁药几无差异，但安全性和耐受性有了很大的改进。**戒断反应**也是 SSRI 较常见的不良反应。

8. 在服用 SSRI 的妊娠妇女中，新生儿出现**戒断反应**也较常见。

9. 单胺氧化酶抑制剂代表药为**吗氯贝胺**，口服吸收完全，达峰时间为 1~2 小时，血浆蛋白结合率 50%，分布全身，可进入乳汁。

10. 氟西汀需停药**5周**才能换用单胺氧化酶抑制剂，其他5-HT再摄取抑制剂需2周。单胺氧化酶抑制剂在停用2周后才能换用5-HT再摄取抑制剂。

11. 选择性5-HT再摄取抑制剂如迅速停药，可出现胃肠道紊乱、头晕、感觉障碍、睡眠障碍、恶心、出汗、激惹、震颤、意识模糊等，其中<u>出汗</u>是突然停药或大剂量减药的最常见症状。

12. **5-HT及去甲肾上腺素再摄取抑制剂**对难治性抑郁症的疗效明显优于5-羟色胺再摄取抑制剂，甚至对多种不同抗抑郁药治疗失败者有效。

13. **三环类**抗抑郁药常见不良反应是抗胆碱能效应（口干、出汗、便秘、尿潴留、排尿困难、视物模糊、眼内压升高、心动过速）、心律失常、溢乳、嗜睡、体重增加、心电图异常、性功能障碍等。

14. <u>**四环类**</u>抗抑郁药常见不良反应是抗胆碱能效应（口干、出汗、便秘、尿潴留、排尿困难、视物模糊、眼内压升高）；偶见肝脏氨基转移酶谷草转氨酶（AST）及谷丙转氨酶（ALT）升高、眩晕、嗜睡、体重改变等。

15. <u>**选择性5-HT再摄取抑制剂**</u>生殖系统常见不良反应是性功能减退或障碍（射精延迟、性高潮缺乏）、阴茎勃起功能障碍；罕见高泌乳素血症、溢乳、痛经、闭经、抗利尿素分泌异常综合征。

16. **单胺氧化酶抑制剂**不良反应少见震颤、肝脏氨基转移酶 AST 及 ALT 升高、可逆性意识模糊。

17. **文拉法辛**常见嗜睡、失眠、焦虑、性功能障碍等；严重不良反应有粒细胞缺乏、紫癜。

18. **帕罗西汀**用于抑郁症、强迫症、惊恐障碍及社交恐惧症等。

19. **米氮平**常见体重增加、困倦；严重不良反应有急性骨髓功能抑制；少见体位性低血压、震颤、肌痉挛、肝脏氨基转移酶 AST 及 ALT 升高、皮疹等。

20. 对阿米替林过敏、严重心脏病、高血压、肝肾功能不全、青光眼、排尿困难、尿潴留及同时服用单胺氧化酶抑制剂患者禁用**阿米替林**。

21. 帕罗西汀用于抑郁症、社交恐怖障碍，成人一次 20mg，一日 1 次，早上服用，根据临床反应增减剂量，一次增减 10mg，间隔不得少于 1 周，最大量一日 **50mg**。

22. 严重心脏病、近期有心肌梗死发作史、癫痫、青光眼、尿潴留、甲状腺功能亢进、肝功能损害、谵妄、粒细胞减少、对三环类药过敏者禁用**多塞平**。

23. 文拉法辛与**华法林**合用，可使凝血酶原时间延长。

24. 三环类抗抑郁药与**单胺氧化酶抑制剂**合用或先后用药，可引起严重不良反应，主要为5-羟色胺综合征，如高血压、高热、肌阵挛、意识障碍等。

25. 氯米帕明、丙米嗪、多塞平等与华法林、双香豆素、茴茚二酮等抗凝血药合用，可降低抗凝血药的代谢，增加**出血**风险，应密切检测凝血酶原时间。

26. 马普替林与**抗组胺药**合用可增强抗胆碱作用。

27. 马普替林与甲状腺激素合用可增加**心律失常**的危险。

28. 选择性5-HT再摄取抑制剂与增强5-HT能神经功能的药物合用可引起**5-HT综合征**。

29. 舍曲林与**锂盐**合用可能产生药效学相互作用，出现震颤，应谨慎。

30. 单胺氧化酶抑制剂与加强单胺类神经功能药合用，可出现**高血压危象5-HT综合征**等严重不良反应。

历年考题

【A型题】1. 李女士来到药房咨询，主诉最近服用下列某种药品后体重有所增加，药师确认可能增加体重的药品是（　　）【2015年真题】

　　A. 辛伐他汀　　　　B. 二甲双胍

C. 米氮平　　　　　D. 硝酸甘油

E. 阿司匹林

【考点提示】C。米氮平的不良反应常见体重增加、困倦；严重不良反应有急性骨髓功能抑制；少见体位性低血压、震颤、肌痉挛、肝脏转氨酶 AST 及 ALT 升高、皮疹等。

【A 型题】2. 属于选择性 5-羟色胺再摄取抑制剂的是(　　)【2015 年真题】

A. 阿米替林　　　　B. 氟西汀

C. 吗氯贝胺　　　　D. 文拉法辛

E. 米氮平

【考点提示】B。选择性 5-羟色胺再摄取抑制剂代表药为氟西汀。

【A 型题】3. 属于 A 型单胺氧化酶抑制剂的是(　　)【2015 年真题】

A. 阿米替林　　　　B. 氟西汀

C. 吗氯贝胺　　　　D. 文拉法辛

E. 米氮平

【考点提示】C。本类药通过抑制 A 型单胺氧化酶，减少去甲肾上腺素、5-HT 及多巴胺的降解，增强去甲肾上腺素、5-HT和多巴胺能神经功能，而发挥抗抑郁作用。代表药为吗氯贝胺。

【A型题】4. 属于5-羟色胺和去甲肾上腺素再摄取抑制剂的是(　　)【2015年真题】

A. 阿米替林　　B. 氟西汀
C. 吗氯贝胺　　D. 文拉法辛
E. 米氮平

【考点提示】D。本类药物主要通过抑制5-HT及去甲肾上腺素（noradrenaline, NE）再摄取，增强中枢5-HT能及NE能神经功能而发挥抗抑郁作用。代表药为文拉法辛、度洛西汀。

第四节　脑功能改善及抗记忆障碍药

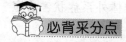
必背采分点

1. <u>银杏叶提取物</u>用于脑部、周边等血液循环障碍。

2. 石杉碱甲口服，一次0.1~0.2mg，一日2次，最大剂量为一日**0.45mg**。

3. 目前临床用于脑功能改善及抗记忆障碍药，按其作用机制可分为：酰胺类中枢兴奋药、<u>乙酰胆碱酯酶抑</u>

制剂和其他类。

4. 酰胺类中枢兴奋药代表药有**吡拉西坦**、茴拉西坦、奥拉西坦。

5. 阿尼西坦主要经肝脏代谢，主要代谢产物具有**促智**作用，大部分以代谢产物从尿液排出，4%从粪便排泄。

6. **乙酰胆碱酯酶抑制剂**代表药为多奈哌齐、利斯的明、石杉碱甲。

7. 多奈哌齐口服吸收良好，相对生物利用度**100%**，血药浓度与剂量呈线性相关，血浆蛋白结合率高。

8. 其他脑功能改善及抗记忆障碍药有胞磷胆碱钠、艾地苯醌、**银杏叶提取物**等。

9. 吡拉西坦常见兴奋、易激动、头晕和失眠等副作用；偶见轻度肝功能损害（轻度肝脏氨基转移酶 AST 及 ALT 升高）、**体重增加**、幻觉、共济失调、皮疹。

10. 茴拉西坦常见口干、嗜睡、**全身皮疹**。

11. 乙酰胆碱酯酶抑制剂罕见锥体外系症状、**房室传导阻滞**、潜在的膀胱流出道梗阻。

12. 利斯的明罕见胃或十二指肠溃疡、**心绞痛**、癫痫等副作用。

13. 石杉碱甲偶见乏力、**视物模糊**。

14. 吡拉西坦与华法林合用时，应减少剂量，防止**出血并发症**的发生。

神经与中枢神经系统疾病用药 第一章

15. 银杏叶提取物与抗凝血药、抗血小板药合用,血小板活化因子诱导的血小板聚集作用被银杏苷 B 抑制,<u>出血</u>的风险增加。

16. **吡拉西坦**用于脑外伤、脑动脉硬化、脑血管病等多种原因所致的记忆及思维功能减退。

17. 吡拉西坦静脉滴注,一次**4~8g**,一日 1 次。

18. 多奈哌齐用于<u>轻、中度老年痴呆</u>症状。

19. 多奈哌齐口服,开始时一日睡前服用**5mg**,如需要,1 个月后可将剂量增加到最大为一日 10mg。

20. **石杉碱甲**用于良性记忆障碍,对痴呆患者和脑器质性病变引起的记忆障碍也有改善作用。

历年考题

【A 型题】下列药品中,属于酰胺类脑功能改善及抗记忆障碍药物的是(　　)【2015 年真题】

A. 吡拉西坦　　B. 胞磷胆碱
C. 利斯的明　　D. 多奈哌齐
E. 石杉碱甲

【考点提示】A。脑功能改善及抗记忆障碍药包括:酰胺类中枢兴奋药、乙酰胆碱酯酶抑制剂和其他类。其中酰胺类中枢兴奋药可作用于大脑皮质,激活、保护和修复神经细胞,促进大脑对磷脂和氨基酸的利用,增加大脑蛋白合成,改善各种类型的脑缺氧和脑损伤,提高记忆和学习能力。同时本类药物可促进突触前膜对胆碱的再吸收,影响胆碱能神经元兴奋传递,促进乙酰胆碱合成。代表药有吡拉西坦、茴拉西坦、奥拉西坦。

第五节 镇痛药

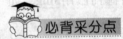

必背采分点

1. 麻醉性镇痛药主要是<u>阿片类</u>药物,泛指天然、合成、半合成及具有吗啡样性能的内源性肽。

2. 非麻醉性镇痛药包括<u>非甾体抗炎药</u>和中枢性镇痛药(以曲马多为代表)。

3. 麻醉性镇痛药依据来源可分为三类:阿片生物碱、半合成吗啡样镇痛药、<u>合成阿片类镇痛药</u>。

4. 合成阿片类镇痛药依据化学结构不同可分为四类:苯哌啶类、<u>二苯甲烷类</u>、吗啡烷类、苯并吗啡烷类。

5. 弱阿片类药如可待因、<u>双氢可待因</u>,主要用于轻、中度疼痛和癌性疼痛的治疗。

6. 强阿片类药如吗啡、<u>哌替啶</u>、芬太尼主要用于全身麻醉的诱导和维持、术后止痛及中到重度癌性疼痛、

神经与中枢神经系统疾病用药

慢性疼痛的治疗。

7. 阿片类镇痛药须从血液透过生物膜进入**中枢神经受体**发挥止痛作用。

8. 阿片类镇痛药中高效药均能较快与蛋白结合,而后再缓慢游离释放,在体内分布时间较长,因此在药效上有**滞后**现象。

9. 镇痛药常见呼吸抑制、支气管痉挛;少见瞳孔缩小、黄视;罕见**视觉异常**或复视。

10. 分娩应用可待因可引起新生儿**呼吸抑制**。

11. 抗利尿作用以**吗啡**最为明显,兼有输尿管痉挛时,可出现少尿、尿频、尿急和排尿困难。

12. 哌替啶与芬太尼的化学结构有相似之处,两者可有**交叉过敏**。

13. 哌替啶严禁与**单胺氧化酶抑制剂**合用。

14. 支气管哮喘、呼吸抑制、呼吸道梗阻、对芬太尼特别敏感的患者及重症肌无力患者禁用**芬太尼**。

15. 多痰患者、婴幼儿、未成熟新生儿及对可待因过敏患者禁用**可待因**。

16. 硫酸镁与阿片类镇痛药合用可增强中枢抑制,增加呼吸抑制和**低血压**风险。

17. 可待因口服:成人一次 15~30mg,一日 2~3 次;极量一次**100mg**,一日 250mg。

· 21 ·

18. **单胺氧化酶抑制剂**与阿片类镇痛药尤其是吗啡、哌替啶合用，可发生严重的甚至致死的不良反应，包括躁狂、多汗、僵直、呼吸抑制、昏迷、惊厥和高热。

19. 儿童及老年患者由于清除缓慢，血浆半衰期长，尤易引起**呼吸抑制**，应减少镇痛药给药剂量。

20. 曲马多属于**第二类**精神药品，应按有关规定使用和管理。

21. 哌替啶在体内可转变为毒性代谢产物去甲哌替啶，产生神经系统毒性，表现为震颤、抽搐、癫痫大发作。因此，不适于广泛用于**晚期癌性**疼痛。

22. **芬太尼**用于麻醉前、中、后的镇静与镇痛，是目前复合全麻中常用的药物。

23. **哌替啶**用于各种剧痛，如创伤性疼痛、手术后疼痛、麻醉前用药或局麻与静吸复合麻醉辅助用药等。

24. 口服给药，尽可能避免**创伤性给药**，尤其是对于强阿片类药。适当口服用药极少产生精神或生理依赖性。

25. 按阶梯给药，对于轻度疼痛者首选**非甾体抗炎药**；对于中度疼痛者应选用弱阿片类药；对重度疼痛应选用强阿片类药。

26. 吗啡注射液及普通片适用于其他镇痛药无效的**急性锐痛**，如严重创伤、战伤、烧伤、晚期癌症等疼痛。

27. 吗啡不能单独用于内脏绞痛,应与**阿托品**等有效解痉药合用。

28. 吗啡缓、控释片主要用于**重度**癌痛患者的镇痛。

29. 吗啡皮下注射,成人常用量一次 5~15mg,一日 15~40mg;极量一次**20mg**,一日 60mg。

30. 吗啡口服普通片剂:常用量一次 5~15mg,一日 15~60mg;极量一次**30mg**,一日 100mg。

历年考题

【A 型题】1. 阿片类镇痛药与阿托品合用,可抑制胃肠蠕动,导致的不良反应是( )【2015 年真题】

A. 胆绞痛   B. 低血压
C. 便秘   D. 躁狂
E. 多汗

【考点提示】C。阿片类镇痛药与抗胆碱药尤其是阿托品合用,不仅加重便秘,而且增加麻痹性肠梗阻和尿潴留危险。

【A 型题】2. 阿片类镇痛药与硫酸镁合用,可增强中枢抑制,导致的不良反应是( )【2015 年真题】

A. 胆绞痛   B. 低血压
C. 便秘   D. 躁狂

E. 多汗

【考点提示】B。阿片类镇痛药与硫酸镁合用，可增强中枢抑制，增加呼吸抑制和低血压风险。

【X型题】3. 服用非甾体抗炎药所致胃黏膜溃疡或出血的机制有（　　）【2015年真题】

A. 抑制前列素合成，使胃黏膜失去保护作用
B. 破坏胃黏膜保护屏障，直接损伤胃黏膜
C. 促进胃内容物和胃酸反流进入食管中
D. 抑制肝脏凝血酶原和凝血 X 因子合成途径
E. 减少内皮细胞增生，减少溃疡床血管形成

【考点提示】ABDE。所致溃疡或出血的机制有：①抑制环氧酶，抑制前列腺素合成，使胃肠黏膜失去保护作用，导致黏膜—碳酸氢盐屏障功能减退，使其更易受到传统危险因素（酸、酶、胆盐）的侵害。②破坏黏膜屏障，直接损伤胃黏膜，同时减少内皮细胞增生，减少溃疡床血管形成。③抑制血栓烷 A2，抑制凝血 X 因子和抑制血小板聚集。④抑制肝脏凝血酶原的合成。

第二章 解热、镇痛、抗炎药及抗痛风药

第一节 解热、镇痛、抗炎药

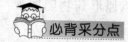

必背采分点

1. 解热、镇痛、抗炎药又名<u>非甾体抗炎药（NSAID）</u>，是一类具有解热、镇痛、抗炎、抗风湿作用而非类固醇结构的药物，通过抑制合成前列腺素所需的环氧酶（COX）而具有相同的药理作用。

2. 对阿司匹林过敏者，一般对对乙酰氨基酚不发生过敏反应，但有报道在因阿司匹林过敏发生哮喘的患者中，少数服用对乙酰氨基酚后发生<u>轻度支气管痉挛性反应</u>。

3. COX 有两种同工酶：COX-1 和 COX-2。引起炎症反应的主要是<u>COX-2</u>，而在人体组织如胃壁、肾、血小板则有 COX-1 的存在，它维护了相应器官的功能，具有生理作用。

4. 癫痫、帕金森和精神疾病患者，使用**吲哚美辛**后可使病情加重。

5. **水杨酸类**代表药有阿司匹林、贝诺酯。

6. 阿司匹林口服吸收迅速、完全。吸收率和溶解度与**胃肠道 pH**有关。

7. 乙酰苯胺类代表药有**对乙酰氨基酚**。

8. 对乙酰氨基酚大部分在肝脏代谢，但中间代谢产物对肝脏有毒副作用。主要以与**葡萄糖醛酸结合**的形式从肾脏排泄，24 小时内约有 3% 以原形药物随尿液排出。

9. **芳基乙酸类**代表药有吲哚美辛、双氯芬酸、舒林酸等。

10. **芳基丙酸类**代表药有布洛芬、萘普生。

11. **吲哚美辛**用于缓解轻、中或重度风湿病的炎症疼痛及急性骨骼肌损伤、急性痛风性关节炎、痛经等的疼痛。亦可用于高热的对症解热。

12. 1，2-苯并噻嗪类又称**昔康类**，该类药对 COX-2 的抑制作用比对 COX-1 的作用强，有一定的选择性。

13. **1，2-苯并噻嗪类**代表药有吡罗昔康、美洛昔康。

14. **选择性 COX-2 抑制剂**代表药有塞来昔布、依托考昔、尼美舒利。

解热、镇痛、抗炎药及抗痛风药

15. **吲哚美辛**可导致水、钠潴留,心功能不全及高血压患者慎用。

16. NSAID 类所致不良反应的严重性差别较大,其中以**胃肠道**不良反应最为常见。

17. 塞来昔布有**类磺胺**过敏反应,常见皮疹、瘙痒、荨麻疹,严重者出现史蒂文斯-约翰综合征、中毒性表皮坏死松解症、剥脱性皮炎。

18. 尼美舒利,还可引起**肝损伤**。

19. **吲哚美辛**对造血系统有抑制作用,再生障碍性贫血、粒细胞减少等患者慎用。

20. 消化道出血患者禁用**阿司匹林**。

21. 活动性消化性溃疡、严重血液系统异常、严重肝肾功能异常、严重心功能异常患者禁用**洛索洛芬**。

22. 活动性溃疡、溃疡性结肠炎及其他上消化道疾病或病史者禁用**吲哚美辛**。

23. 活动性消化性溃疡出血者禁用**双氯芬酸**、萘丁美酮。

24. 胃溃疡、十二指肠溃疡、慢性胃病或有这类疼痛病史者禁用**吡罗昔康**。

25. 有活动性消化性溃疡、中度或严重肝损伤及严重肾功能不全者禁用**尼美舒利**。

26. 重度肝损患者禁用**塞来昔布**。

27. 血友病或血小板减少症患者禁用**阿司匹林**。

28. 癫痫、帕金森病及精神疾病患者使用**吲哚美辛**可加重病情。

29. 肛门炎者禁止直肠给予**双氯芬酸**。

30. 有心肌梗死病史或脑卒中病史者禁用**塞来昔布**。

31. 对乙酰氨基酚长期大量与阿司匹林、水杨酸制剂或其他 NSAID 类药合用时，可明显增加**肾毒性**。

32. NSAID 类药与利尿剂合用，应补充足够的水分，在治疗开始前应监控肾功能，避免**急性肾衰竭**。

33. 双氯芬酸用于急性疼痛首次**50mg**，以后 25~50mg，6~8 小时给予 1 次。

34. **塞来昔布**用于缓解骨关节炎、类风湿性关节炎、强直性脊柱炎的肿痛症状，也用于缓解手术前后、软组织创伤等的急性疼痛。

35. 对乙酰氨基酚用于中、重度发热；缓解轻、中度疼痛，如头痛、肌痛、痛经、关节痛、癌性疼痛等。**为轻中度骨性关节炎**的首选药。

历年考题

【A 型题】1. 12 岁以下儿童禁用的非甾体抗炎药是（　　）【2016 年真题】

A. 尼美舒利　　　B. 阿司匹林

C. 双氯芬酸　　　　D. 塞来昔布
E. 美洛昔康

【考点提示】A。大部分 NSAID 可透过胎盘屏障，并由乳汁中分泌，对胎儿或新生儿产生严重影响，因此禁用于妊娠及哺乳期妇女。12 岁以下儿童禁用尼美舒利。

【A 型题】2. 对血小板聚集及凝血机制无影响的药品是（　　）【2016 年真题】
A. 罗非昔布　　　　B. 对乙酰氨基酚
C. 吲哚美辛　　　　D. 阿司匹林
E. 美洛昔康

【考点提示】B。NSAID 药均具有潜在的心血管不良事件风险，风险依次增加的是塞来昔布、布洛芬、美洛昔康、罗非昔布、双氯芬酸、吲哚美辛、依托度酸、依托考昔。除萘普生外，长期、大剂量服用 NSAID 与所致心血管事件风险密切相关，风险与剂量、疗程≥3 个月者呈线性，昔布类药所致心脏的不良反应大于其他类 NSAID。首先选用对乙酰氨基酚（对血小板及凝血机制几无影响）或阿司匹林，不能奏效再用萘普生。

【A 型题】3. 患者，女，45 岁，因强直性脊柱炎住

院，同时伴有胃溃疡、高血压及糖尿病，药师审核医嘱，发现应当禁用的药品是（　　）【2015年真题】

A. 硝苯地平　　B. 格列齐特

C. 双氯芬酸　　D. 雷尼替丁

E. 二甲双胍

【考点提示】C。服用双氯芬酸的注意事项包括：①可增加胃肠道出血的风险并导致水钠潴留，血压升高。②轻度肾功能不全者可使用最小有效剂量并密切监测肾功能及水钠潴留情况。③本品有使肝脏转氨酶 ALT 及 AST 升高的倾向，故使用期间应监测肝功能。④妊娠及哺乳期妇女避免使用。⑤胃肠道溃疡史者避免使用。有心功能不全病史、肝肾功能损伤和老年患者及服用利尿剂或任何原因细胞外液丢失的患者慎用。⑥有眩晕史或其他中枢神经疾病史的患者服用本品期间禁止驾车或操作器械。⑦长期用药应定期检查血象、血压及肝肾功能。

【X型题】4. 属于阿司匹林禁忌的有（　　）

A. 急性心肌梗死　　B. 上消化道出血

C. 血友病　　　　　D. 血小板减少

E. 退行性骨关节炎

【考点提示】BCD。消化道出血患者禁用阿司匹林；血友病或血小板减少症患者禁用阿司匹林。

解热、镇痛、抗炎药及抗痛风药

第二节 抗痛风药

必背采分点

1. 痛风是因**血尿酸**增高及尿酸盐结晶在关节和组织沉积而引起的一组综合征,临床表现为急性或慢性痛风性关节炎、痛风性肾病、尿酸性肾结石、痛风石和高尿酸血症等。

2. 引起痛风的原因为体内**嘌呤**代谢紊乱而最终产物尿酸过剩,高于正常值。

3. 抗痛风药根据其作用机制分为:抑制粒细胞浸润药、选择性抗急性痛风性关节炎药、抑制尿酸生成药、促进尿酸排泄药、**促进尿酸分解药**。

4. **秋水仙碱**用于痛风的急性期、痛风关节炎急性发作和预防。

5. 75%的患者在用秋水仙碱**12~18 小时**后见效,90%的患者在用药 24~48 小时后疼痛消失,疗效持续 48~72 小时。

6. **别嘌醇**为黄嘌呤氧化酶(XOR)抑制剂,是目前常用的抑制尿酸合成的药物。

7. 别嘌醇口服后在胃肠道内吸收 80%~90%,在肝脏内约70%代谢为有活性的氧嘌呤醇,两者都不能和**蛋白**结合。

8. 别嘌醇尤其适用于**血尿酸**和24小时尿尿酸过多者。

9. 促进尿酸排泄药代表药有丙磺舒、**苯溴马隆**。

10. 丙磺舒口服后吸收迅速而完全,血浆蛋白结合率65%~90%,主要与**白蛋白**结合。

11. 秋水仙碱的不良反应与**剂量**大小有明显相关性,口服较静脉注射安全性高。

12. 秋水仙碱晚期中毒症状有血尿、少尿、**肾衰竭**。

13. 长期应用秋水仙碱可引起骨髓造血功能抑制,如粒细胞和血小板计数减少、**再生障碍性贫血**等。

14. 别嘌醇不良反应发生率约为5%,其中有些患者需停药,停药后一般能恢复正常,典型的不良反应有**剥脱性皮炎**、血小板计数减少、少尿、尿频、间质性肾炎。

15. 长期服用抑制尿酸生成药可出现黄嘌呤肾病和**结石**。

16. 促尿酸排泄药不良反应,偶见骨髓造血功能抑制、**类磺胺药过敏反应**。

17. 骨髓增生低下及肝肾功能中、重度不全者禁用**秋水仙碱**。

18. 秋水仙碱可致可逆性的**维生素 B_{12}**吸收不良。

解热、镇痛、抗炎药及抗痛风药

19. 别嘌醇与**氨苄西林**同用时,皮疹的发生率增多,尤其在高尿酸血症患者中。

20. 丙磺舒与水杨酸盐和阿司匹林合用时,可**抑制**丙磺舒的排酸作用。

21. 痛风首选**非药物治疗**。

22. 急性发作期应控制关节炎症和发作、抑制粒细胞浸润和白细胞趋化或减少细胞坏死、缓解疼痛。常用非甾体抗炎药(阿司匹林及水杨酸钠禁用)和**秋水仙碱**,如上述两类药效果差或不宜应用时,可考虑应用糖皮质激素(关节腔内注射或口服)。

23. 别嘌醇口服,成人初始单剂量**100mg**顿服,之后根据血尿酸和尿尿酸水平调整剂量,常用最大剂量为一日300mg,分2~3次于餐后服用,维持剂量一日100~200mg。

24. 静脉注射秋水仙碱只用于禁食患者,如手术后痛风发作。药物一定要适量稀释,在10~20分钟内注入,否则会引起**局部静脉炎**。

25. 在用苯溴马隆期间,如痛风发作,建议将所药量减半,必要时服用秋水仙碱或**吲哚美辛**等非甾体抗炎药。

26. 秋水仙碱治疗急性痛风,每一个疗程应停药**3日**,以免发生蓄积中毒,尽量避免静脉注射或长期给药,即使痛风发作期也不要静脉注射与口服并用。

27. 秋水仙碱用于急性期,初始剂量1mg,之后一次0.5mg,一日3次,最多每隔4小时给予1次,直至疼痛缓解,或出现呕吐或腹泻,24小时最大剂量**6mg**。

28. 别嘌醇用于具有痛风史的<u>高尿酸血症</u>,预防痛风关节炎的复发。

历年考题

【A型题】1. 痛风缓解期(关节炎症控制后1~2周),为控制血尿酸水平,应选用的药品是(　　)【2016年真题】

　A. 秋水仙碱　　　　B. 别嘌醇
　C. 布洛芬　　　　　D. 泼尼松龙
　E. 聚乙二醇尿酸酶

【考点提示】B。别嘌醇为黄嘌呤氧化酶(XOR)抑制剂,是目前常用抑制尿酸合成的药物。主要作用在于:①别嘌醇及其代谢物氧嘌呤醇均能抑制黄嘌呤氧化酶,阻止次黄嘌呤和黄嘌呤代谢为尿酸,从而减少尿酸的生成,降低血尿酸和尿尿酸含量。②防止尿酸形成结晶并沉积在关节及其他组织内,有助于痛风患者组织内尿酸结晶重新溶解。③抗氧化,减少再灌注期氧自由基的产生。

解热、镇痛、抗炎药及抗痛风药 第二章

【A型题】2. 可以降低血尿酸水平,但升高尿尿酸水平而易导致肾结石的抗痛风药是( )

　　A. 秋水仙碱　　　B. 别嘌醇
　　C. 丙磺舒　　　　D. 呋塞米
　　E. 布洛芬

【考点提示】C。丙磺舒降低血尿酸浓度,减少尿酸沉积。服用丙磺舒期间应保持摄入足量水(2500mL/d左右),并适当补充碳酸氢钠(3~6g/d)以维持尿呈碱性,保持尿道通畅,防止形成肾结石。

【A型题】3. 在痛风发作的急性期,应当首选的抗痛风药是( )

　　A. 秋水仙碱　　　B. 二氟尼柳
　　C. 苯溴马隆　　　D. 别嘌醇
　　E. 阿司匹林

【考点提示】A。秋水仙碱用于急性期痛风性关节炎、短期预防痛风性关节炎急性发作。

第三章 呼吸系统疾病用药

第一节 镇咳药

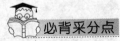 必背采分点

1. 中枢性镇咳药：即选择性地抑制**延髓咳嗽中枢**而发挥镇咳作用的药物，包括右美沙芬、喷托维林、地美索酯、二氧丙嗪、替培啶、福米诺苯、普罗吗酯、福尔可定和可待因。

2. 外周性镇咳药：凡能通过抑制咳嗽反射弧中感受器、传入神经、传出神经中任何一个环节而发挥镇咳作用者，都归入此类，药品有**苯丙哌林**、普诺地嗪、甘草合剂、咳嗽糖浆。

3. 喷托维林为人工合成的**非成瘾性中枢性**镇咳药，选择性抑制延髓咳嗽中枢。

4. 喷托维林镇咳作用强度约为可待因的**1/3**。口服易吸收，在 20~30 分钟内起效，一次给药镇咳作用可

维持 4~6 小时。

5. **右美沙芬**用于感冒、咽喉炎及其他上呼吸道感染时的干咳。

6. 苯丙哌林镇咳作用较强，为可待因的 **2~4** 倍。

7. 哺乳期妇女及青光眼、心力衰竭、呼吸功能不全者禁用**喷托维林**。

8. 可待因适用于各种原因引起的剧烈干咳和刺激性咳嗽（尤其适合于伴有胸痛的剧烈干咳）、中度以上疼痛时镇痛、局麻或全麻时镇静，具有**成瘾性**。

9. 右美沙芬通过抑制延髓咳嗽中枢而发挥中枢性镇咳作用。其镇咳强度与可待因相等或略强，主要用于**干咳**。

10. 中枢性镇咳药常见**幻想**；少见惊厥、耳鸣、震颤或不能自控的肌肉运动、流涕、寒战、睡眠障碍、嗜睡、多汗、疲乏、无力、情绪激动或原因不明的发热。

11. 外周性镇咳药偶见口干、口渴、胃部烧灼感、困倦、疲乏、无力、头晕、嗜睡等。**苯丙哌林**口服后可出现一过性口腔和咽喉部麻木感。

12. 可待因及右美沙芬与阿片受体阻断剂合用，可出现**戒断综合征**。

13. 以刺激性干咳或阵咳症状为主者宜选苯丙哌林或**喷托维林**。

14. 剧咳者宜首选**苯丙哌林**，其为非麻醉性强效镇咳药，奏效迅速，镇咳效力比可待因强 2~4 倍。

15. 对百日咳嗽为主者宜选用**苯丙哌林**。

16. 对夜间咳嗽宜选用**右美沙芬**，其镇咳作用显著，大剂量一次 30mg 时有效时间可长达 8~12 小时，比相同剂量的可待因作用时间长，故能抑制夜间咳嗽以保证睡眠。

17. 对频繁、剧烈无痰干咳及刺激性咳嗽，可考虑应用**可待因**，其能直接抑制延脑的咳嗽中枢，镇咳作用强大而迅速，其强度约为吗啡的 1/4，尤其适用于胸膜炎伴胸痛的咳嗽患者。

18. **喷托维林**用于急、慢性支气管炎等上呼吸道感染引起的无痰干咳。

19. 应用镇咳药后可能引起痰液增稠和在呼吸道滞留，应避免用于**慢性肺部感染**；同样由于镇咳药可能增加呼吸抑制的风险，也避免用于哮喘患者。

20. 对支气管痉挛者可选择**外周性镇咳药**，其具有局麻作用、支气管平滑肌解痉作用和呼吸道黏膜保护作用，药物可在呼吸道壁形成一层保护膜，保护咽部黏膜免受刺激，消除呼吸道炎症和痰液，起到缓解咳嗽的效应。

21. 喷托维林与奋乃静、丁螺环酮、水合氯醛、丁苯诺啡、溴苯那敏、阿托斯汀、阿吡坦等药合用，可使喷托维林**中枢神经系统**和呼吸系统抑制作用增强。

22. 患者使用镇咳药后可能出现**嗜睡**，服药者不可从事高空作业、驾驶汽车等有危险性的机械操作。

历年考题

【B型题】【2016年真题】

A. 右美沙芬　　　B. 氯化铵

C. 可待因　　　　D. 苯丙哌林

E. 羧甲司坦

1. 具有成瘾性的中枢性镇咳药是（　　）
2. 没有成瘾性，兼有中枢和外周镇咳作用的药品是（　　）

【考点提示】 C、D。中枢性镇咳药（可待因、福尔可定、喷托维林、右美沙芬）长期应用产生依赖性，常用量所引起依赖性的倾向较其他吗啡类药为弱。外周性镇咳药（苯丙哌林）偶见口干、口渴、胃部烧灼感、困倦、疲乏、无力、头晕、嗜睡等。苯丙哌林口服后可出现一过性口腔和咽喉部麻木感。

第二节　祛痰药

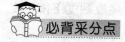

1. **多糖纤维素分解剂**促使黏膜痰中酸性黏蛋白纤维裂解，导致糖蛋白的肽链断裂，形成小分子物，减低痰

液的黏稠度。药品有溴己新、氨溴索。

2. **黏痰溶解剂**结构中含巯基的氨基酸，吸入后与黏蛋白的双硫键结合，可使黏蛋白分子裂解，从而降低痰液的黏稠度，使黏性痰液化而易于咳出。代表药有乙酰半胱氨酸。

3. **含有分解脱氧核糖核酸（DNA）的酶类**促使脓性痰中 DNA 分解，使脓痰黏度下降，如糜蛋白酶、脱氧核糖核酸酶等。

4. **表面活性剂**可降低痰液的表面张力以降低痰液的黏稠度，使其在黏膜表面的黏附力降低，以易于咳出。如愈创甘油醚。

5. **黏痰调节剂**能分解黏蛋白、糖蛋白多肽链等分子间的双硫键，使分子变小，降低痰液的黏度，并改变其组分和流变学特性，同时调节黏液的分泌。

6. 乙酰半胱氨酸与**硝酸甘油**合用，可增加低血压和头痛的发生率。

7. 氨溴索可抑制**黏液腺**和杯状细胞中酸性糖蛋白的合成，使痰液中的唾液酸（酸性黏多糖成分之一）含量减少，痰中的黏多糖纤维素裂解，痰液黏度下降、变薄，易于咳出。

8. 氨溴索还具有一定的镇咳作用，其镇咳强度相当于可待因的**1/2**。

9. **羧甲司坦**用于支气管炎、支气管哮喘等疾病引起的痰液黏稠、咳出困难。

10. 乙酰半胱氨酸用于**浓稠痰液过多**的急、慢性支气管炎急性发作，支气管扩张症。

11. 厄多司坦还具有**抗氧化**作用，并增强抗生素的穿透性，增加黏膜纤毛运动等功能。

12. 厄多司坦服用后吸收迅速，作为黏痰溶解剂，适用于急性和慢性支气管炎、阻塞性肺气肿等疾病引起的咳嗽、咳痰，尤其适用于**痰液黏稠不易咳出**患者。

13. 黏痰溶解药（溴己新、氨溴索、乙酰半胱氨酸）偶见支气管痉挛、**遗尿**、体位性低血压、心动过速、心悸、颅内高压、异常心电图。

14. 黏痰调节剂（羧甲司坦、厄多司坦）偶见上腹部隐痛、腹泻、**胃肠出血**、口干、轻度轻微头痛、头晕。

15. 氨溴索应避免与**中枢性镇咳药**（右美沙芬等）同时使用，以免稀化的痰液堵塞气道。

16. 乙酰半胱氨酸能减弱青霉素、头孢菌素、四环素类药的抗菌活性，故不宜与这些抗菌药物合用。必需使用时，可间隔**4 小时**或交替用药。

17. 对痰液较多的湿咳应以**祛痰**为主，不宜单纯使用镇咳药，应先用或同时应用祛痰剂，以利于痰液排出和加强镇咳效果，避免痰液阻塞气道。

18. 乙酰半胱氨酸能溶解白色黏痰及**脓性痰**。对于一般祛痰药无效者，使用乙酰半胱氨酸可能仍然有效。

19. **溴已新**用于急、慢性支气管炎，支气管扩张等伴有黏痰较多而不易咳出患者。

20. 溴已新肌内或静脉注射，一次4mg，一日8～12mg。静脉注射时用**葡萄糖**注射液稀释后使用。

21. **氨溴索**用于痰液黏稠不易咳出者。

历年考题

【A型题】伴有大量痰液并阻塞呼吸道的病毒性感冒患者，在服用镇咳药的同时，应及时联合应用的药品是（　　）

A. 左氧氟沙星　　B. 羧甲司坦
C. 泼尼松龙　　　D. 多索茶碱
E. 右美沙芬

【考点提示】B。对痰液较多的咳嗽应以祛痰为主，不宜单纯使用镇咳药，应与祛痰剂合用，以利于痰液排出和加强镇咳效果。对呼吸道伴有大量痰液并阻塞呼吸道，引起气急、窒息者，可及时应用司坦类黏液调节剂如羧甲司坦或祛痰剂如氨溴索，以痰液，易于排出。

第三节 平喘药

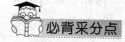

1. 常用平喘药有肾上腺素能 $β_2$ 受体激动剂（简称 $β_2$ 受体激动剂）、M 胆碱受体阻断剂、磷酸二酯酶抑制剂、**白三烯受体阻断剂**和吸入性糖皮质激素。

2. $β_2$ 受体激动剂、M 胆碱受体阻断剂、磷酸二酯酶抑制剂适用于**缓解哮喘**发作。

3. 白三烯受体阻断剂、吸入性糖皮质激素具有抗炎作用，适用于**控制或预防**哮喘发作。

4. **$β_2$ 受体激动剂**是控制哮喘急性发作的首选药。

5. 常用的短效 $β_2$ 受体激动剂有沙丁胺醇和特布他林，平喘作用维持时间 4～6 小时，是缓解**轻、中度急性哮喘症状**的首选药。

6. $β_2$ 受体激动剂吸入用的剂型有气雾剂、干粉剂和溶液。其中气雾剂和干粉剂不适用于**重度哮喘**发作，溶液经雾化泵吸入适用于轻至重度哮喘发作。

7. 茶碱对呼吸道平滑肌有直接松弛作用，属于**支气管舒张药**，口服易吸收，吸收后在肝脏被肝药酶代谢。

8. 磷酸二酯酶抑制剂与**糖皮质激素**合用，对哮喘具有协同作用,联用适合中、重度哮喘的长期控制,有助于减少激素剂量,尤其适用于预防夜间哮喘发作和夜间咳嗽。

9. 长效 β_2 受体激动剂不推荐单独使用,须与吸入性糖皮质激素联合应用,不适合初始用于快速恶化的急性哮喘发作,仅用于需要长期用药的患者。但<u>福莫特罗</u>可作为气道痉挛的应急缓解药。

10. 沙丁胺醇属短效 β_2 受体激动剂,<u>支气管扩张作用明显</u>,与异丙肾上腺素相当。

11. 平喘药保留<u>灌肠</u>给药吸收迅速,生物利用度稳定,但可引起局部刺激,多次给药可致药物在体内蓄积,从而引起毒性反应,尤其是儿童和老人。

12. 特布他林可口服,支气管扩张作用持久,血浆半衰期约 17 小时,但在<u>肠壁和肝脏</u>中存在明显的首关效应。

13. 氨茶碱的治疗量与中毒量很接近,<u>早晨 7 点</u>服用效果最好,毒性最低,所以宜于晨服。

14. <u>凌晨 0~2</u> 时是哮喘患者对乙酰胆碱和组胺反应最为敏感的时间。

15. 茶碱类药可致**心律失常**,使原有的心律失常恶化,患者心率或心律的任何改变均应密切注意。

16. 高剂量 β_2 受体激动剂可引起严重的<u>低钾血症</u>,

尤其是危重型哮喘患者。

17. 当茶碱浓度高于 **40μg/mL** 时，可出现发热、失水、惊厥等，严重者可引起呼吸及心跳停止而死亡。预服镇静剂可有效预防。

18. 氨茶碱与茶碱合用，可使**青霉素**灭活或失效。

19. M 胆碱受体阻断剂可阻断节后迷走神经通路，降低迷走神经兴奋性，产生松弛支气管平滑肌作用，并减少痰液分泌。目前用作平喘药的有**异丙托溴铵和噻托溴铵**。

20. 异丙托溴铵用于防治支气管哮喘和**喘息性慢性支气管炎**。

21. 短效 $β_2$ 受体激动剂通常在数分钟内起效，适用于迅速缓解轻、中度哮喘急性症状，也可用于**运动性哮喘**。

22. 雾化吸入异丙托溴铵发生急性闭角青光眼，尤其与**沙丁胺醇雾化溶液**合用时更易发生。

23. $β_2$ 受体激动剂首选**吸入**给药。

24. 防止雾化液和药粉接触患者的眼睛，应首先使用**缩瞳药**并立即就医。

25. $β_2$ 受体激动剂特别是静脉用药，会增加**血糖浓度**。

26. 噻托溴铵为长效 M 胆碱受体阻断剂，能有效治疗慢性阻塞性肺疾病（COPD），但不适用于缓解**急性支气管痉挛**。

27. **沙丁胺醇**用于缓解支气管哮喘或喘息型支气管炎伴有支气管痉挛的病症。

28. 沙丁胺醇仅有**支气管平滑肌扩张**作用，作用持续时间约4小时，不能过量使用。

29. 哮喘的病理基础是慢性非特异性炎症。目前哮喘的控制主要采用以**糖皮质激素**为主的长期综合治疗。

30. 吸入性糖皮质激素有丙酸倍氯米松、**丙酸氟替卡松**和布地奈德。

31. **特布他林**用于支气管哮喘、慢性支气管炎、肺气肿和其他伴有支气管痉挛的肺部疾病。

32. 哮喘患者推荐特布他林短期、间断使用，以吸入为主，只在重症哮喘发作时才考虑**静脉给药**。长期应用可产生耐受性，使疗效降低。

33. 有癫痫病史者，大剂量特布他林应用可发生**酮症酸中毒**。

34. **吸入性糖皮质激素**可以有效地控制气道炎症，减少哮喘发作次数，减轻发作的严重程度，改善肺功能，减轻哮喘症状，提高生命质量，降低病死率。

35. 糖皮质激素不能根治**哮喘**。

36. 布地奈德用于**支气管哮喘**症状和体征的长期控制。

37. 沙美特罗仅适用于**吸入给药**。

38. 吸入性糖皮质激素与**非甾体抗炎药**合用时，可使消化道出血和溃疡的发生率增高。

39. 长期吸入较大剂量的糖皮质激素，可能导致**骨质疏松症**。

40. 白三烯受体阻断剂常用药有孟鲁司特和**扎鲁司特**。

41. 吸入性糖皮质激素可能引起反常性的**支气管异常痉挛伴哮喘**加重。

42. 对哮喘尤其是对**阿司匹林敏感的哮喘**，孟鲁司特能减少发作次数和症状，减少对糖皮质激素的依赖，并且对糖皮质激素已耐药的患者也有效。

43. 扎鲁司特能减轻**气管收缩**，减少哮喘发作、夜间憋醒次数，减少 $β_2$ 受体激动剂的使用，并能改善肺功能。

44. 吸入性糖皮质激素禁用于哮喘**急性发作期**。

45. 白三烯受体阻断剂可抑制肝药酶 CYPIA2 活性，竞争性抑制氨茶碱的分解，而使茶碱血浆浓度**升高**。

历年考题

【A 型题】1. 应用高剂量的 $β_2$ 受体激动剂可导致的严重典型不良反应是（　　）【2016 年真题】

A. 低镁血症　　　　B. 低钙血症
C. 低钾血症　　　　D. 高钙血症
E. 高钾血症

【考点提示】C。高剂量 β_2 受体激动剂可引起严重的低钾血症，尤其是危重型哮喘患者。合用茶碱类、糖皮质激素和利尿剂，以及低氧状态均可使低钾血症更为明显。

【A 型题】2. 哮喘急性发作应用平喘药，最适宜的给药途径是（　　）【2015年真题】
A. 吸入给药　　　　B. 口服给药
C. 静脉滴注　　　　D. 肌肉注射
E. 透皮给药

【考点提示】A。β_2 受体激动剂是控制哮喘急性发作的首选药。对哮喘急性发作宜选用短效药，短效 β_2 受体激动剂通常在数分钟内起效，适用于迅速缓解轻、中度哮喘急性症状，也可用于运动性哮喘。β_2 受体激动剂首选吸入给药，包括定量气雾剂吸入、干粉吸入、持续雾化吸入，药物吸入气道后直接作用于呼吸道，局部浓度高且起效迅速，只需较小剂量，全身性不良反应较少。

【A 型题】3. 属于磷酸二酯酶抑制剂的平喘药是（　　）【2015年真题】

A. 沙美特罗　　　　B. 孟鲁司特
C. 多索茶碱　　　　D. 布地奈德
E. 噻托溴铵

【考点提示】C。磷酸二酯酶抑制剂中的茶碱类药物，曾作为哮喘治疗的一线用药。

【A型题】4. 属于白三烯受体阻断剂的平喘药是（　　）【2015年真题】

A. 沙美特罗　　　　B. 孟鲁司特
C. 多索茶碱　　　　D. 布地奈德
E. 噻托溴铵

【考点提示】B。白三烯受体阻断剂常用药有孟鲁司特和扎鲁斯特。

【A型题】5. 可与吸入性糖皮质激素合用的长效 β_2 受体激动剂是（　　）【2015年真题】

A. 多索茶碱　　　　B. 孟鲁司特
C. 沙美特罗　　　　D. 噻托溴铵
E. 沙丁胺醇

【考点提示】C。沙美特罗与支气管扩张剂和吸入性糖皮质激素合用，用于哮喘等可逆性阻塞性气道疾病。

【A 型题】6. 可与吸入性糖皮质激素合用的长效 M 胆碱受体阻断剂是（　　）【2015 年真题】

A. 多索茶碱　　　B. 孟鲁司特
C. 沙美特罗　　　D. 噻托溴铵
E. 沙丁胺醇

【考点提示】D。噻托溴铵干粉吸入剂从肺吸收，生物利用度约 20%，作为长效 M 胆碱受体阻断剂，不适用于缓解急性支气管痉挛，适用于可逆性气道阻塞的维持治疗和 COPD。

【B 型题】（7～8 题共用选项）【2016 年真题】

A. 沙美特罗　　　B. 沙丁胺醇
C. 多索茶碱　　　D. 布地奈德
E. 噻托溴铵

6. 属于长效 β_2 受体激动剂的平喘药是（　　）

7. 属于长效 M 胆碱受体阻断剂的平喘药是（　　）

【考点提示】A、E。长效 β_2 受体激动剂有福莫特罗、沙美特罗及丙卡特罗，平喘作用维持时间 10～12 小时。M 胆碱受体阻断剂可阻断节后迷走神经通路，降低迷走神经兴奋性，产生松弛支气管平滑肌作用，并减少痰液分泌。目前用作平喘药的有异丙托溴铵和噻托溴铵。

第四章 消化系统疾病用药

第一节 抗酸剂与抑酸剂

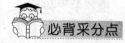
必背采分点

1. **抗酸剂**直接中和胃酸，抑酸剂抑制胃酸的分泌，胃黏膜保护剂保护胃黏膜免受胃酸的损伤，是治疗消化性溃疡、胃食管反流病、幽门螺杆菌感染的重要药物。

2. **吸收性抗酸剂**如碳酸氢钠口服后，在胃内中和胃酸，易被肠道吸收，可用于消化性溃疡和碱化尿液。

3. 西咪替丁与**苯妥英钠**合用时，使后者血浆药物浓度升高，可能导致苯妥英钠中毒。

4. 抗酸剂的特点有：直接中和胃酸、作用**时间短**。

5. 组胺 H_2 受体阻断剂可降低维生素 B_{12} 的吸收。

6. 氢氧化镁抗酸作用较强，起效快，镁有**导泻**作用。

7. 氢氧化铝可与胃液混合形成**凝胶**，覆盖在溃疡表面形成保护膜。

8. 铝离子在肠内与磷酸盐结合成不溶解的**磷酸铝**自粪便排出，故尿毒症患者大剂量口服氢氧化铝可减少肠道磷酸盐的吸收，减轻酸血症。

9. 西咪替丁停药后复发率**很高**。

10. 铝碳酸镁在胃中可迅速转化为氢氧化铝和**氢氧化镁**，两者均难吸收，因而可发挥快速、持久的抗酸作用，且有平衡肠动力作用。

11. 西咪替丁用于胃溃疡维持期：推荐单次**400mg**，睡前服用，适用于老年或者合并其他疾病患者的长期治疗。

12. 氢氧化镁在肠道难于吸收，产生的**氯化镁**可引起腹泻，可引起肾功能不良者血镁过高。

13. 氢氧化铝可能引起**便秘**。

14. 含镁剂如铝碳酸镁，禁用于**高镁血症**者。

15. 含钙剂如复方碳酸钙，禁用于高钙血症、**高钙尿症**、肾结石或有肾结石病史者。

16. 正在服用强心苷药物时禁用**复方碳酸钙**。

17. 阑尾炎患者、急腹症患者、早产儿和婴幼儿禁用**氢氧化铝**。

18. **碳酸钙**与氧化镁等有轻泻作用的抗酸剂联合应用，可减少嗳气、便秘等不良反应。

19. 碳酸钙与噻嗪类利尿剂合用，可增加肾小管对钙的重吸收，易发生**高钙血症**。

20. 西咪替丁间断性静脉滴注：推荐剂量一次**300mg**，每隔6~8小时给予1次，滴注时间不少于15~20分钟。

21. 抗酸剂在胃内容物将近排空或完全排空后才能充分发挥抗酸作用，最佳服用时间是胃不适症状出现或将要出现时，如**两餐之间和睡眠前**。

22. **法莫替丁**可逆转硝苯地平的正性肌力作用。

23. 肾衰竭者长期使用**氢氧化铝**制剂，可引起骨软化、痴呆及贫血。尤其是接受血液透析者，可产生透析性痴呆，表现为肌肉疼痛抽搐、烦躁不安、味觉异常、呼吸变慢、极度疲乏无力等症状。

24. 阑尾炎等急腹症患者服用氢氧化铝制剂可使病情加重，增加**阑尾穿孔**的风险。

25. **复方碳酸钙**用于因胃酸分泌过多引起的胃痛、胃灼热感（烧心）、反酸。

26. 复方碳酸钙连续使用不得超过**7日**，症状未缓解，请咨询医师或药师。

27. 法莫替丁静脉注射，消化性溃疡出血或应激性溃疡出血，一次20mg，每12小时给予1次，一次不能超过**20mg**，溶于0.9%的氯化钠注射液5~10mL中，缓慢注射（至少2分钟）。

28. 质子泵抑制剂（PPI）抑酸作用强大，胃、十二指肠溃疡短期用药即可取得较好疗效，并可与抗菌药物、铋剂联用于**幽门螺杆菌（Hp）感染**的根除治疗。

29. PPI极少发生**耐药**现象，但停药后引起的基础胃酸分泌反弹持续时间较长，可达2个月。

30. 氢氧化铝制剂可致**血清磷酸盐浓度**降低，磷自骨组织内流失。

31. 肾功能不全者服用氢氧化铝可能引起**血铝**升高。

32. 治疗胃出血时，氢氧化铝片剂可与血液凝成块阻塞肠道，故此时宜用**凝胶剂**。

33. 抑酸剂是抑制胃酸分泌的药物，通常包括组胺H_2受体阻断剂和质子泵抑制剂，是目前治疗**消化性溃疡**的首选药。

34. 抑酸剂在碱性溶液中稳定，泮托拉唑静脉滴注溶剂适宜选用碱性或偏碱性的0.9%氯化钠注射液，避免使用**5%或10%葡萄糖注射液**。

35. 兰索拉唑属于**第二代**PPI，在酸性环境下不稳定，口服制剂通常做成肠溶制剂。

36. 泮托拉唑属于**第三代**PPI，制剂通常为钠盐形式，在弱酸性环境中（pH值3.5~7.0）比其他PPI更为稳定。

37. 十二指肠溃疡的最主要决定因素为**夜间胃酸分泌水平**，因此晚餐服用一次组胺 H_2 受体阻断剂可促进十二指肠溃疡愈合。

38. 组胺 H_2 受体阻断剂有口服及**静脉**两种给药方式。

39. 长期或高剂量使用 PPI 可引起患者尤其是老年患者髋骨、腕骨、脊椎骨骨折。连续使用 3 个月以上可导致**低镁血症**。

40. 尼扎替丁能显著抑制夜间胃酸分泌达**12 小时**。

41. 奥美拉唑静脉滴注，出血量大时可用首剂**80mg**静脉滴注，之后改为每隔 1 小时给予 8mg 维持，至出血停止。

42. 法莫替丁和雷尼替丁对**胃及十二指肠溃疡**疗效高，且有速效和长效的特点。

43. **泮托拉唑**用于胃及十二指肠溃疡、胃食管反流病、卓-艾综合征、消化性溃疡急性出血、急性胃黏膜病变出血，与抗生素联合用于 Hp 根除治疗。

历年考题

【A 型题】1. 长期和较大剂量服用质子泵抑制剂后的潜在风险是（　　）【2015 年真题】

A. 动脉粥样硬化　　B. 应激性大出血

C. 血小板减少症　　D. 骨质疏松性骨折

E. 胃食管反流病

【考点提示】 D。长期和高剂量使用质子泵抑制剂（PPI）可引起患者尤其是老年患者髋骨、腕骨、脊椎骨骨折。连续使用3个月以上可导致低镁血症。在停止使用PPI后，血镁水平恢复正常的中位时间为1周。再次使用PPI并再次出现低镁血症的中位时间为2周。但绝大多数都是在使用1年后发生的。少见肠嗜铬细胞增生、高胃泌素血症、息肉胃部类癌。

【A型题】 2. 不易导致便秘或腹泻不良反应的抗酸药是（　　）**【2015年真题】**

A. 氢氧化铝　　B. 三硅酸镁

C. 碳酸钙　　　D. 铝碳酸镁

E. 硫糖铝

【考点提示】 C。①碳酸氢钠、碳酸钙因释放二氧化碳，可出现呃逆、腹胀和嗳气，引起反跳性胃酸分泌增加；②氢氧化镁在肠道难于吸收，产生的氯化镁可引起腹泻，在肾功能不良者可引起血镁过高；③氢氧化铝可引起便秘；④铝、钙剂可致便秘，与剂量相关；⑤铝离子可松弛胃平滑肌，引起胃排空延迟和便秘，这些作用可被镁离子对抗,因此,同时服用铝碳酸镁对胃排空和小肠功能影响很小,基本上抵消便秘和腹泻等不良反应。

【A型题】3. 属于组胺 H_2 受体阻断剂的是(　　)【2015年真题】

　　A. 法莫替丁　　　　B. 多潘立酮
　　C. 氯苯那敏　　　　D. 奥美拉唑
　　E. 莫沙必利

【考点提示】A。可阻断组胺 H_2 受体,可逆性竞争壁细胞基底膜上的 H_2 受体,显著抑制胃酸分泌的药物称为组胺 H_2 受体阻断剂,目前常用的是西咪替丁、雷尼替丁、法莫替丁、尼扎替丁和罗沙替丁乙酸酯。

第二节　胃黏膜保护剂

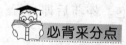

1. 胃黏膜保护剂均可引起**便秘**。
2. 硫糖铝及铋剂在酸性环境中产生保护胃、十二指肠黏膜作用,故不宜与**碱性**药物合用。
3. H_2 受体阻断剂、PPI 等抑酸剂使胃酸分泌减少,可干扰硫糖铝及**铋剂**的吸收，故不宜合用。

4. 胃黏膜保护剂需在酸性条件下，与胃黏膜表面的黏蛋白络合形成保护膜，与抑酸剂联合应用时宜间隔**1小时**。

5. 硫糖铝须空腹或餐前 0.5~1 小时服用，不宜与牛奶、**抗酸剂**同服，连续用药不宜超过 8 周。

6. 铋剂剂量过大时（血铋浓度大于 $0.1\mu g/mL$），有发生神经毒性的危险，可能导致**铋性脑病**现象。

7. 硫糖铝及铋剂连续用药不宜超过**2 个月**。

8. **枸橼酸铋钾**用于胃及十二指肠溃疡、急慢性胃炎、Hp 感染的根除治疗。

9. 枸橼酸铋钾对正处于**急性胃黏膜病**时的患者，不推荐使用。

10. 服枸橼酸铋钾时不得同食**高蛋白饮食（如牛奶）**。如需要合用，应至少间隔 0.5 小时。

11. 用枸橼酸铋钾期间患者口中可能出现**氨味**，舌苔及大便可能呈现无光泽的灰黑色。停药后即自行消失。

12. 枸橼酸铋钾口服，一次 0.3g，一日 4 次，前 3 次于三餐前**0.5 小时**、第 4 次于晚餐后 2 小时服用。

13. **胶体果胶铋**用于治疗胃、十二指肠溃疡，急、慢性胃炎，Hp 感染的根除治疗。

14. 胶体果胶铋不得与**牛奶**同服。

15. 胶体果胶铋不能与**抗酸剂**同服,否则可降低疗效。

16. 胶体果胶铋宜在餐前**1小时**左右服用,以减少本品吸附食物。

17. 胶体果胶铋口服,用于消化性溃疡和慢性胃炎,一次120～150mg(以铋计),一日4次,分别于**三餐前1小时**及临睡时服用,或遵医嘱,疗程4周。

第三节 助消化药

必背采分点

1. 能促进食物消化的药物称为**助消化药**。

2. 乳酶生为乳酸杆菌的活性制剂,在肠内分解糖类,生成**乳酸**,使肠内酸度增高,从而抑制肠内腐败菌的繁殖,并能防止蛋白质发酵,减少肠内产气,促进消化和止泻。

3. 乳酶生也可提高**阴道酸度**,故可用于菌群失调所致的细菌性阴道感染。

4. 胰酶为多种酶的混合物,主要含胰蛋白酶、**胰淀粉酶**和胰脂肪酶,在中性或弱碱性条件下活性较强,在肠液中可消化淀粉、蛋白质和脂肪。

5. 急性胰腺炎早期患者、对蛋白制剂过敏者禁用**胰酶**。

6. 乳酶生与氨基酸、干酵母联用，可**增强**乳酶生疗效。

7. 胰酶与等量碳酸氢钠同服可**增强**疗效。

8. 含有消化酶的助消化药，**遇热**不稳定。

9. 胰酶在中性或**弱碱**性条件下活性较强。

10. 肠溶衣片剂或肠溶胶囊剂的胰酶比普通胰酶的疗效更好，为增强胰酶疗效，可加服**碳酸氢钠片剂**。

11. pH 值大于 **5.5** 的酸性食物（如鸡汤、小牛肉、绿豆）可使含胰酶的肠溶片在胃内溶解。

12. 含胰酶的肠溶片剂服用时不可嚼碎，以免药粉残留于口腔内，导致严重的**口腔溃疡**。

13. 乳酶生用于消化不良、肠内过度发酵、肠炎、**腹泻**等。

14. 乳酶生应于**餐前**服用。

15. 乳酸菌素用于肠内异常发酵、**消化不良**、肠炎和儿童腹泻。

16. 乳酸菌素药宜**餐前或餐时**服用。

17. 胰酶用于各种原因引起的**胰腺外分泌功能不足**的替代治疗。

消化系统疾病用药 第四章

18. 胰酶应于**餐前或进餐**时服用。

19. 囊性纤维化患者应用胰酶治疗,可出现尿尿酸**升高**,且与剂量相关。

20. **胃蛋白酶**用于消化不良、食欲减退及慢性萎缩性胃炎等。

21. 胃蛋白酶遇热不稳定,**70℃**以上容易变质、失效。

22. 胃蛋白酶**易吸潮**,使蛋白消化力降低。

23. **干酵母**用于消化不良、食欲减退、腹泻及胃肠胀气。

24. 干酵母服用剂量过大可发生**腹泻**。

25. 干酵母口服,成人一次**0.5~4g**。

26. 干酵母口服,儿童一次**0.3~0.9g**。

历年考题

【A 型题】需要嚼碎服用的药品是( )【2015年真题】

A. 泮托拉唑肠溶片 B. 胰酶肠溶片

C. 乳酸菌素片   D. 胶体果胶铋胶囊

E. 法莫替丁片

【考点提示】C。乳酸菌素片用于肠内异常发酵、消化不良、肠炎和儿童腹泻。本类药宜餐前或餐时服用,避免餐后使用。口服（嚼服）成人一次1.2~2.4g（按乳酸菌素计），一日3次。儿童一次0.4~0.8g（按乳酸菌素计），一日3次。

第四节 解痉药与促胃肠动力药

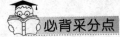 必背采分点

1. 目前临床上使用的解痉药以胆碱 M 受体阻断剂为主，多为**非特异性受体阻断剂**，包括莨菪生物碱类及其衍生物和人工合成代用品。

2. 阿托品具有**松弛内脏平滑肌**的作用，对膀胱逼尿肌、胆管、输尿管、支气管都有解痉作用，但对子宫平滑肌的影响较小。

3. 颠茄不宜与**促胃肠动力**药合用。

4. 阿托品可用于治疗各种内脏绞痛，如胃肠绞痛及膀胱刺激症状。对**胆绞痛、肾绞痛**的疗效较差。

5. 大剂量阿托品可抑制胃酸分泌，对胃酸浓度、胃蛋白酶和黏液的分泌影响很小。

6. 阿托品解救**有机磷酸酯类**农药中毒。

7. 阿托品对心脏、肠和支气管平滑肌的作用比其他颠茄生物碱**更强更持久**。

8. 麻醉前用阿托品可减少麻醉过程中支气管黏液分泌,预防手术引起的**吸入性肺炎**,并可消除吗啡对呼吸的抑制。

9. 前列腺增生引起的尿路感染(膀胱张力减低)及尿路阻塞性疾病的患者,使用阿托品后可致**完全性尿潴留**。

10. 阿托品可透过血-脑屏障,给药后**0.5~1 小时**内中枢神经系统达到较高浓度。

11. 阿托品对眼的作用持续可达**72 小时**,但对其他器官的作用持续约 4 小时。

12. 阿托品对多种内脏绞痛(胃肠绞痛、膀胱刺激症状如尿频、尿急等)疗效较好,但对**胆绞痛**疗效较差。

13. 若患者用阿托品后口干明显,可口含酸梅或**维生素 C 片**缓解。静脉注射宜缓慢。

14. 阿托品也适用于治疗革兰阴性杆菌引起的**感染中毒性休克**。

15. 阿托品成人最低致死量为**80~130mg**,儿童为 10mg。

16. 山莨菪碱不宜与**地西泮**在同一注射器中应用。

17. 山莨菪碱解除平滑肌痉挛、血管痉挛(尤其是微血管),改善微循环,同时有**镇痛**作用。

18. 山莨菪碱扩瞳和抑制腺体分泌（如唾液腺）作用较弱，且极少引起**中枢兴奋**症状。

19. 东莨菪碱散瞳及抑制腺体分泌作用比阿托品强，更易进入血-脑屏障和胎盘屏障，对呼吸中枢具有**兴奋**作用。

20. 山莨菪碱用量过大，出现阿托品样中毒症状（抽搐甚至昏迷等中枢神经兴奋症状），可用**新斯的明或氢溴酸加兰他敏**解除症状。

21. 甲氧氯普胺尚有**刺激泌乳素释放**的作用。

22. 慢性消化不良者，以**口**服多潘立酮为佳。

23. 山莨菪碱毒性比阿托品**低**。

24. 山莨菪碱用量较大时，出现心率加快、排尿困难等中毒症状，多在**1~3小时内**消失。

25. 青光眼患者、前列腺增生患者、高热患者、重症肌无力患者、幽门梗阻与肠梗阻患者禁用**莨菪生物碱类**药物。

26. 莨菪生物碱类药品可拮抗毛果芸香碱的促分泌作用。其中，山莨菪碱抑制强度**低于**阿托品。

27. 甲氧氯普胺遇光变成**黄色或黄棕色**后，毒性增加。

28. 阿托品**加重**胺碘酮所致的心动过缓。

29. 普萘洛尔可**拮抗**阿托品所致的心动过速。

30. 甲氧氯普胺注射给药可引起**体位性低血压**。

31. 甲氧氯普胺易透过血-脑屏障，故易引起**锥体外系反应**，常见嗜睡和倦怠。

32. 莨菪生物碱类药品易诱发未经诊断的**青光眼**。

33. 解痉药（颠茄、阿托品、丁溴东莨菪碱）有**降低**促胃肠动力药作用的可能。

34. 甲氧氯普胺对晕动病所致呕吐**无效**。

35. **莫沙必利**禁用于胃肠道出血、阻塞或穿孔，以及其他刺激胃肠道可能引起危险的疾病。

历年考题

【A 型题】1. 属于多巴胺 D_2 受体阻断剂的是（　　）【2015 年真题】

A. 法莫替丁　　B. 多潘立酮

C. 氯苯那敏　　D. 奥美拉唑

E. 莫沙必利

【考点提示】B。常用促胃肠动力药有多巴胺 D_2 受体阻断剂甲氧氯普胺，外周性多巴胺 D_2 受体阻断剂多潘立酮，以及通过乙酰胆碱起作用的莫沙必利、伊托必利等。

【A 型题】2. 属于选择性 $5-HT_4$ 受体激动剂的是

药学专业知识(二)

( )【2015年真题】
   A. 法莫替丁   B. 多潘立酮
   C. 氯苯那敏   D. 奥美拉唑
   E. 莫沙必利

【考点提示】E。莫沙必利为选择性 5-HT_4 受体激动剂,能促进乙酰胆碱的释放,刺激胃肠道而发挥促动力作用,改善功能性消化不良患者的胃肠道症状,但不影响胃酸分泌。

【X型题】3. 促胃肠动力药在应用中可致的典型不良反应有( )【2015年真题】
   A. 高泌乳素血症
   B. 类磺胺药过敏反应
   C. 锥体外系反应
   D. 5-羟色胺综合征
   E. 灰婴综合征

【考点提示】AC。促胃肠动力药可致锥体外系反应、尖端扭转型心律失常、心电图 Q-T 间期延长、泌乳、乳房肿痛、月经失调。

第五节 泻药与止泻药

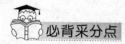

必背采分点

1. 泻药是一类能促进排便反射或使排便顺利的药物,包括容积性泻药、渗透性泻药、刺激性泻药、润滑性泻药(粪便软化剂)、**膨胀性泻药**、肠道清洗剂及促胃肠动力药。

2. 复方地芬诺酯中加入了**阿托品**,可以减弱地芬诺酯的依赖性倾向。

3. 容积性泻药如硫酸镁、硫酸钠等,对于以**粪便干结**为主要症状的患者效果较好,但是一般需要连续用药几天才能发挥作用。

4. 双八面体蒙脱石与**诺氟沙星**合用可提高对致病性细菌感染的疗效。可减轻红霉素的胃肠道反应,提高红霉素的疗效。

5. 双歧三联活菌制剂不宜与**抗菌药物**同时服用。

6. 双歧三联活菌制剂用于**肠道菌群失调**引起的腹泻和腹胀,轻、中型急性腹泻及慢性腹泻。

7. 地芬诺酯本身具有**中枢神经抑制**作用。

8. 部分泻药连续使用可导致**肠梗阻**。

9. 地芬诺酯与**单胺氧化酶抑制剂**合用，有发生高血压危象的潜在风险。

10. 极少数患者服用双八面体蒙脱石可出现**轻微便秘**，减量后可继续服用。

11. 急腹症、肠道失血、妊娠及经期妇女禁用**硫酸镁**。

12. **甘油**禁用于糖尿病患者，颅内活动性出血患者，头痛、呕吐患者，完全无尿者，严重脱水者，急性肺水肿或即将发生急性肺水肿者，严重心力衰竭者。

13. 不明原因的腹痛、阑尾炎、胃肠道梗阻、乳酸血症、尿毒症和糖尿病酸中毒患者均禁用**乳果糖**。

14. **聚乙二醇4000**禁用于未确诊的腹痛、炎症性器质性肠病（溃疡性结肠炎、克罗恩病）、肠梗阻、肠穿孔、胃潴留、消化道出血、中毒性肠炎、中毒性巨结肠和肠扭转患者。

15. 充血性心力衰竭和高血压、粪块阻塞者、婴儿和哺乳期妇女禁用**酚酞**。

16. 高乳酸血症患者禁用**乳果糖**。

17. 地芬诺酯不能用作**细菌性痢疾**的基本治疗药。

18. 对**结肠低张力**所致的便秘，于睡前服用刺激性泻药，以达次日清晨排便的目的。

19. 对**长期慢性便秘**者，不宜长期大量使用刺激性泻药，因为药物可损伤肠壁神经丛细胞，造成进一步便秘。

20. 对**结肠痉挛所致**的便秘，可用膨胀性或润滑性泻药，并增加食物中纤维的量。

21. 微生态制剂所含细菌为健康人肠道正常菌群，口服后直接寄生于**肠道**。

22. 对伪膜性肠炎或食物中毒，可首选**酪酸菌**，其耐酸且抗腐败性强。

23. **硫酸镁**用于导泻、肠道清洗；十二指肠引流及治疗胆绞痛。

24. 部分微生态制剂要求**冷链和冷处（2℃~10℃)**保存，如双歧三联活菌胶囊。

25. 连续服用硫酸镁可引起便秘，部分患者可出现**麻痹性肠梗阻**，停药后一般好转。

26. **酚酞**用于治疗便秘，也可在结肠镜检查或 X 线检查时用作肠道清洁剂。

27. 长期应用酚酞可使血糖**升高**、血钾降低。

28. 过量或长期应用酚酞可引起肠功能的依赖性，甚至有**结肠炎改变**。

29. 酚酞与碳酸氢钠、氧化镁等碱性药合用，可引起**尿液变色**。

30. **乳果糖**用于治疗慢性功能性便秘，高血氨症及由血氨升高引起的疾病。

31. <u>地衣芽孢杆菌</u>用于急、慢性腹泻,各种肠炎及肠道菌群失调症的防治。

32. 建议不要长期使用聚乙二醇,儿童应为短期治疗,疗程最好不超过 <u>**3个月**</u>,可配合其他通便措施。

33. 地衣芽孢杆菌为活菌制剂,溶解时水温不宜高于 <u>**40℃**</u>。

34. 大剂量服用地衣芽孢杆菌可出现 <u>**便秘**</u>。

35. 抗动力药可以缓解急性腹泻症状,适用于治疗成年人无合并症的 <u>**急性腹泻**</u>,而不适用于幼儿,如洛哌丁胺、地芬诺酯等。

历年考题

【A型题】1. 2岁以下儿童腹泻,禁用的药品是( )【2016年真题】

A. 双八面体蒙脱石散　B. 双歧三联活菌胶囊

C. 洛哌丁胺片　　　　D. 地衣芽孢杆菌胶囊

E. 口服补液盐

【考点提示】C。抗动力药可以缓解急性腹泻症状,适用于治疗成年人无合并症的急性腹泻,而不适用于幼儿,如洛哌丁胺、地芬诺酯等。

消化系统疾病用药 第四章

【A型题】2. 属于刺激性泻药的是（　　）【2015年真题】

A. 甘油（开塞露）　B. 聚乙二醇4000
C. 乳果糖　　　　　D. 酚酞
E. 硫酸镁

【考点提示】D。刺激性泻药包括酚酞、比沙可啶、番泻叶、蓖麻油。

【A型题】3. 属于润滑性泻药的是（　　）【2015年真题】

A. 甘油（开塞露）　B. 聚乙二醇4000
C. 乳果糖　　　　　D. 酚酞
E. 硫酸镁

【考点提示】A。润滑性泻药（粪便软化药）如甘油等。甘油栓剂（开塞露）具有温和的刺激作用，局部作用于直肠。

【A型题】4. 属于膨胀性泻药的是（　　）【2015年真题】

A. 甘油（开塞露）　B. 聚乙二醇4000
C. 乳果糖　　　　　D. 酚酞
E. 硫酸镁

【考点提示】 B。膨胀性泻药如聚乙二醇4000、羧甲基纤维素等,在肠内吸收水分后膨胀形成胶体,使肠内容物变软,体积增大,反射性增加肠蠕动而刺激排便。

【B型题】(5~7题共用选项)**【2016年真题】**

A. 甘油　　　　　　　B. 聚乙二醇4000

C. 乳果糖　　　　　　D. 比沙可啶

E. 硫酸镁

5. 属于容积性泻药的是（　　）
6. 属于渗透性泻药的是（　　）
7. 属于刺激性泻药的是（　　）

【考点提示】 E、C、D。容积性泻药如硫酸镁、硫酸钠等,通过增加大便量,刺激肠蠕动,从而缓解便秘症状。乳果糖系人工合成的不吸收性双糖,具有双糖的渗透活性,可使水、电解质保留在肠腔而产生高渗效果,故是一种渗透性泻药,因为无肠道刺激性,可用于治疗慢性功能性便秘。刺激性泻药包括酚酞、比沙可啶、番泻叶、蓖麻油。比沙可啶口服后仅少量被吸收,未吸收的药物随粪便排出。药物在肠道内对肠壁有较强的刺激作用。

第六节　肝胆疾病辅助用药

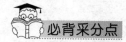

1. 促进代谢类药物及维生素可促进物质代谢和能量代谢，保持代谢所需各种酶的活性。代表药物有**门冬氨酸钾镁**、各种氨基酸制剂、各种水溶性维生素。

2. 必需磷脂类代表性药物是**多烯磷脂酰胆碱**。临床用于以肝细胞膜损害为主的急慢性肝炎、药物性肝炎、酒精性肝病、中毒性肝炎等。

3. **多烯磷脂酰胆碱**为目前疗效最为肯定的肝脏疾病辅助用药。

4. 解毒类药可以提供巯基或葡萄糖醛酸，增强解毒功能。代表性药物有还原型谷胱甘肽、**硫普罗宁**、葡醛内酯。

5. 解毒类药临床用于治疗急慢性肝炎、酒精性肝炎、**药物性肝炎**、脂肪肝和重金属中毒性肝损伤，以及食物或药物中毒。

6. 抗炎类药通过各种机制发挥抗炎作用，有类似激素的作用。代表药物主要为**甘草甜素制剂**，如复方甘草甜素、甘草酸二胺、异甘草酸镁。

7. 抗炎类药临床应用于**各型肝炎**的治疗。

8. 甘草酸二铵药理活性较强,对多种化学毒物所致肝脏损伤有防治作用,能明显阻止半乳糖胺、四氯化碳及硫代乙酰胺引起的血清丙氨酸氨基转移酶(ALT)**增高**,肝损害组织也相应改善。

9. 降酶药常用品种有联苯双酯和**双环醇片**。

10. 联苯双酯对多种化学毒物引起的 ALT 升高均有明显的降低作用,并具有**降酶速度快、降幅大**的特点。

11. 联苯双酯远期疗效**较差**,停药后可能有反跳症状,反跳病例可再重新服药,服药后 ALT 仍可下降,甚至恢复正常。

12. 利胆药代表药物有腺苷蛋氨酸、**熊去氧胆酸**等。

13. 熊去氧胆酸是正常胆汁成分的异构体,**可增加**胆汁分泌。

14. 甘草甜素制剂(甘草酸二铵、复方甘草酸苷)可引起**低钾血症**。

15. 严重低钾血症、高钠血症、高血压、心力衰竭和肾衰竭患者禁用**甘草酸二铵**。

16. 复方甘草酸苷可加重低钾血症和**高血压**。

17. 妊娠及哺乳期妇女、严重肝功能不全者及胆道完全梗阻、急性胆囊炎、胆管炎患者,胆结石钙化者出现胆管痉挛或胆绞痛时禁用**熊去氧胆酸**。

18. 复方甘草酸苷与袢利尿剂、依他尼酸、呋塞米等噻嗪类药物利尿剂三氯甲噻嗪、氯噻酮等同时使用时，可能出现**低钾血症**。

19. **多烯磷脂酰胆碱**用于辅助改善中毒性肝损伤（如药物、毒物、化学物质和酒精引起的肝损伤等）及脂肪肝和肝炎患者的食欲减退、右上腹压迫感。

20. 还原型谷胱甘肽不得与维生素 B_{12}、甲萘醌、**泛酸钙**、抗组胺药、磺胺药及四环素等混合使用。

21. **甘草酸二铵**用于伴有丙氨酸氨基转氨酶升高的急性病毒性肝炎、慢性病毒性肝炎的治疗。

22. **复方甘草酸苷**用于治疗慢性肝病，改善肝功能异常，以及治疗湿疹、皮肤炎、斑秃。

23. 由于复方甘草酸苷制剂中含有甘草酸苷，所以与其他含甘草制剂并用时，可增加体内甘草酸苷含量，易出现**假性醛固酮增多症**，应予注意。

24. **葡醛内酯**用于急性肝炎、慢性肝炎的辅助治疗。

25. **熊去氧胆酸**用于胆固醇型胆结石及胆汁缺乏性脂肪泻，预防药物性结石形成及治疗脂肪痢（回肠切除术后）。

26. 熊去氧胆酸**不能溶解**胆色素结石、混合结石及不透 X 线的结石。

27. 患者用熊去氧胆酸期间常见**腹泻**。

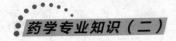

第五章 循环系统疾病用药

第一节 抗心力衰竭药

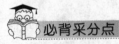

1. 心力衰竭又称**心功能不全**,是一组心脏泵血功能不全的复杂综合征。

2. 目前强心苷类中使用最广的有地高辛、甲地高辛、**洋地黄毒苷**、毛花苷丙、去乙酰毛花苷、毒毛花苷K。

3. 地高辛是一种**中效**强心苷。

4. 米力农的不良反应较氨力农少见,主要可致**多种心律失常**,其他不良反应还包括低血压(2.9%)、心绞痛或胸痛(1.2%)。

5. 地高辛静脉注射5~30分钟起效,达峰时间**1~4小时**,持续时间6小时。

6. 甲地高辛作用与地高辛相似,但效应**较强**。

7. 洋地黄毒苷主要经**肝脏**代谢。

8. β受体激动剂与全麻药（尤其是环丙烷或氟烷）合用，**室性心律失常**发生的可能性增加。

9. 磷酸二酯酶Ⅲ抑制剂与儿茶酚胺类强心药、硝苯地平合用，可**增强**疗效。

10. 磷酸二酯酶Ⅲ抑制剂与茶碱合用，米力农的正性肌力作用**减弱**。

11. **地高辛口服制剂**是唯一经过安慰剂对照临床试验评估，也是唯一被美国FDA确认能有效治疗慢性心力衰竭的正性肌力药。

12. **地高辛**作为心力衰竭治疗的辅助药，更适用于心力衰竭伴有快速心室率的心房颤动患者。

13. 中毒剂量的地高辛可以影响心肌收缩，**加重**心力衰竭。

14. 洋地黄静脉快速给药时可使血压**一过性升高**。

15. 急性心肌梗死后患者，特别是有进行性心肌缺血者，应慎用或不用**地高辛**。

16. 噻嗪类和袢利尿剂可以引起低钾血症和低镁血症，会增加**洋地黄中毒**的危险。

17. 普罗帕酮可减少**地高辛**的肾脏及肾脏外清除率。

18. **螺内酯**与地高辛合用可使后者的血浆药物浓度增加25%以上。具体作用机制复杂，可能与降低地高辛的肾和非肾脏清除率、减少地高辛的分布容积等有关。

19. **维拉帕米**可抑制地高辛的转运蛋白，导致地高辛的肾和非肾脏清除率降低，血清地高辛浓度增加 70%~100%。

20. 洋地黄化时静脉应用硫酸镁可发生心脏传导阻滞，尤其是同时静脉注射**钙盐**时。

21. **环孢素**可使地高辛的血浆浓度增加而致中毒。

22. 多巴胺有强烈的**血管收缩**作用，输液过程中不慎渗出血管，可致组织坏死，宜选择中心静脉给药。

23. 电解质紊乱，尤其是低钾血症、低镁血症、高钙血症可加大**地高辛**中毒的危险，发生心律失常。

24. 胃肠道症状是**洋地黄中毒**的信号。

25. 多巴酚丁胺可以选择**外周静脉**给药，但应注意用药过程中可能出现的低血压反应。

26. 米力农**长期**使用可增加死亡率。

27. 地高辛不能与**含钙注射液**合用。

28. 地高辛具有局部刺激作用，也避免**皮下给药**。

29. 如漏服地高辛，发觉后尽快服药弥补，如果漏服的时间超过**12小时**，就不要补服。以免与下次服用时间靠得太近增加中毒危险。

30. **去乙酰毛花苷**用于急性心力衰竭、慢性心力衰竭急性加重，控制心房颤动、心房扑动引起的快心室率。

31. 去乙酰毛花苷静脉注射获满意疗效后，可改用**地高辛**常用维持量。

32. **米力农**用于对洋地黄、利尿剂、血管扩张剂治疗无效或欠佳的急、慢性顽固性充血性心力衰竭。

33. 氨力农的不良反应严重，10%的用药者有血小板减少，还易诱发室性心律失常，现已渐被**米力农**取代。

34. 多巴胺主要用于**急性心衰**，以及各种原因引起的休克，对多巴胺无效或不能耐受不良反应的可以使用多巴酚丁胺。

35. 磷酸二酯酶Ⅲ抑制剂主要用于**心力衰竭时**做短时间的支持治疗，尤其是对强心苷、利尿剂及血管扩张药反应不佳的患者。

36. 多巴胺和多巴酚丁胺的半衰期都较短，需要持续静脉滴注，长期使用易发生耐药性；在严重心力衰竭患者中，米力农和氨力农的消除半衰期延长，约为正常人的**两倍**。

37. 正在使用**β受体阻断剂**者，不推荐使用多巴酚丁胺和多巴胺。

38. 静脉使用米力农和氨力农，都先要注射**负荷剂量**，然后再给静脉连续输注治疗。

39. 长期大剂量或小剂量 β 受体激动剂用于周围血管病患者，可出现**手足疼痛或发冷**，周围血管长期收缩可能导致局部组织坏死或坏疽。

40. 米力农在葡萄糖注射液中不稳定，宜使用**0.9% 氯化钠**注射液。

第二节 抗心律失常药

1. **地尔硫䓬**口服制剂用于冠状动脉痉挛引起的心绞痛，劳力型心绞痛，高血压，肥厚型心肌病；注射剂用于室上性心动过速，手术时异常高血压的急救处置，高血压急症，不稳定型心绞痛。

2. **奎尼丁**主要用于心房颤动与心房扑动的复律、复律后窦律的维持和危及生命的室性心律失常。

3. 地尔硫䓬口服，初始剂量一次**30mg**，一日 4 次，餐前及睡前服药，每 1~2 天增加 1 次剂量。

4. 美西律仅用于**慢性室性心律失常**。

5. 属于 **Ⅰc 类**抗心律失常药的普罗帕酮适用于室上性和室性心律失常的治疗。

6. 普罗帕酮有着较明显的**肝代谢首关效应**，其血浆药物浓度受肝药酶 CYP2D6 的活性影响很大，CYP2D6 介导的普罗帕酮的肝代谢是可饱和的，因此，较小的剂量增加就可致较大的药物浓度增加。

7. β 受体阻断剂可阻断 β 肾上腺素受体，降低交感神经活性，减轻由 β 受体介导的心律失常。主要用于**室上性和室性心律失常**。

8. 长期应用者突然停用 β 受体阻断剂可发生反跳现象，表现为高血压、心律失常和心绞痛加重，与**长期 β 受体敏感性上调**有关。

9. 若手术前要停用 β 受体阻断剂，必须至少在 48 小时前，但**毒性弥漫性甲状腺肿和嗜铬细胞瘤术前**不能停药。

10. β 受体阻断剂的**脂溶性大小**可以影响药物的吸收和代谢。

11. **β 受体阻断剂**是唯一能降低心脏性猝死而降低总死亡率的抗心律失常药。

12. 胺碘酮静脉使用需给予负荷量静脉注射，必要时给予**静脉滴注**。

13. β 受体阻断剂作为**一线**降压药，单独使用或联合其他药使用均可使血压达标。

14. 胺碘酮为典型**Ⅲ类**抗心律失常药。

15. 胺碘酮的严重消化系统不良反应是**肝炎和肝**

硬化。

16. 胺碘酮具有所有Ⅳ类抗心律失常药活性，属于**广谱抗心律失常药**。

17. 胺碘酮或去乙基胺碘酮极少经尿或粪排泄，而是基本被储存在体内；其主要消除途径实际上可能是**含胺碘酮的上皮细胞逐渐自然脱落**。

18. 普鲁卡因胺用于危及生命的**室性心律失常**。

19. 索他洛尔兼有**第Ⅱ类和第Ⅲ类**抗心律失常药特性。

20. 服用拉贝洛尔期间患者应保持仰卧位，用药后要**平卧3小时**。若降压过低，可用去氧肾上腺素或阿托品予以拮抗。

21. 钙通道阻滞剂如硝苯地平则是以**血管扩张**作用占优势。

22. 静脉应用普鲁卡因胺易出现**低血压**，静脉用药速度要慢。

23. 普鲁卡因胺静脉注射，一次0.1g，静脉注射时间5分钟，必要时每隔5~10分钟重复1次，总量不得超过**10~15mg/kg**。

24. 美西律用于**慢性室性心律失常**。

25. 美西律口服，成人极量为一日**1200mg**，分3次服用。

26. 所有抑制窦房结药均可致窦性心动过缓，包括β受体阻断剂、钙通道阻滞剂或强心苷制剂。其中**洋地黄类药**最为常见。

27. 老年患者用普罗帕酮后可能出现血压下降，且易发生**肝肾功能**损害，因此须慎用。

28. 胺碘酮用于房性心律失常、结性心律失常、室性心律失常、伴预激综合征的心律失常。尤其是**心律失常合并器质性心脏病**的患者。

29. 胺碘酮的多数不良反应与**剂量**有关，需长期服药患者尽可能用最小维持剂量。

30. 美西律不良反应主要有眩晕、震颤、运动失调、语音不清、视物模糊等，与**食物**同服可以减轻。

31. 普罗帕酮不良反应常见眩晕、头痛、运动失调、口腔金属异味，可使**充血性心力衰竭**恶化，尤其有心力衰竭病史者。

32. 普罗帕酮可致**狼疮样**面部皮疹和一种发疹性脓疱病（表现为污秽皮疹伴发热、白细胞增高）。

33. 美托洛尔对于要进行全身麻醉的患者，至少在麻醉前**48 小时**停用。

34. β受体阻断剂可减慢心率、抑制异位起搏点自律性、减慢传导和增加房室结不应期，可致严重心动过缓和房室传导阻滞，主要见于窦房结和房室结功能受损的患者，罕见于**高交感活性状态**。

35. 拉贝洛尔用于各种类型**高血压**。

36. 胺碘酮可引起**肺毒性**（发生率为15%~20%），起病隐匿，最短见于用药后1周，多在连续应用3~12个月后出现。

37. 胺碘酮可引起**肺毒性**（最早表现为咳嗽，但病情发展时可出现发热和呼吸困难，表现为**急性肺炎**（2%~5%），长期治疗发生率会更高。

38. 胺碘酮诱发急性肺炎后所致的成人呼吸窘迫综合征多见于术后即刻，特别是**心脏手术**。

39. 维拉帕米口服较安全，静脉给药可引起血压下降和**暂时窦性停搏**。

40. 因维拉帕米具有**负性肌力**作用，在心室功能受损的患者中可促发充血性心力衰竭。

41. 使用β受体阻断剂**下肢间歇性跛行**是绝对禁忌证。

42. 维拉帕米主要减慢窦房结的自律性和抑制房室结传导，故病窦综合征患者和**二度或三度房室传导阻滞**患者禁用，窦性心动过缓和一度房室传导阻滞患者慎用。

43. 因维拉帕米的**负性肌力**作用，严重左心室功能不全和低血压患者应禁用。

44. 美西律与其他抗心律失常药可能有协同作用，可用于**顽固心律失常**，但不宜与其他Ⅰb类药合用。

45. **西咪替丁**可使美西律血浓度发生变化，应进行血浆药物浓度监测。

46. 普罗帕酮与华法林合用时可增加华法林**血浆浓度**和延长凝血酶原时间。

47. 普罗帕酮与**西咪替丁**合用可增加普罗帕酮血清药浓度。

48. 胺碘酮抑制肝脏代谢酶，能**增加**相应底物如地高辛、华法林等的血浆药物浓度。

49. 胺碘酮与**地高辛**合用，增加胺碘酮血浆药物浓度，加重对窦房结和房室结的抑制作用及对消化系统和神经系统的毒性作用。

50. 胺碘酮与奎尼丁、普鲁卡因胺、双异丙吡胺合用，增加胺碘酮血浆浓度、效应及**尖端扭转型心律失常**的发生率。

51. 维拉帕米与其他抗高血压药合用时可**加重**低血压。

52. 维拉帕米与β受体阻断剂合用时可**加重**负性肌力作用。

53. 维拉帕米可**增加**卡马西平、环孢素和茶碱的药物浓度。

54. 具有 **β₁受体选择性**的药物更适宜支气管痉挛、低血糖恶化、跛行和雷诺综合征患者使用。

55. 长期应用者突然停用 β 受体阻断剂可发生反跳现象，即原有症状加重或出现新的表现，称之为**撤药综合征**。

历年考题

【A 型题】1. 具有肺毒性和光敏反应的抗心律失常药是（　　）【2015 年真题】

A. 普罗帕酮　　　B. 美西律
C. 地尔硫䓬　　　D. 维拉帕米
E. 胺碘酮

【考点提示】E。胺碘酮可引起肺毒性（发生率 15%～20%），起病隐匿，最短见于用药后一周，多在连续应用 3～12 个月后出现。最早表现为咳嗽，但病情发展时可出现发热和呼吸困难，表现为急性肺炎（2%～5%），长期治疗发病率会更高。此外，服药者常发生显著的光过敏（20%），最终一些患者日光暴露部位皮肤呈蓝-灰色变（<10%），严重影响美观。

【A 型题】2. 可阻断 β 受体，用于治疗房性及室性心律失常的药品是（　　）【2015 年真题】

A. 硝酸甘油　　　　B. 利多卡因
C. 氨氯地平　　　　D. 氯沙坦
E. 美托洛尔

【考点提示】E。脂溶性β受体阻断剂有美托洛尔、普萘洛尔、噻吗洛尔。β受体阻断剂作为唯一能降低心脏性猝死而降低总死亡率的抗心律失常药,主要用于治疗:①窦性心动过速。②室上性快速性心律失常。③心房扑动和心房颤动。④可促使心房颤动转复为窦性心律和维持窦性心律。

【A型题】3. 可阻滞钠通道,用于治疗室性心律失常的药品是(　　)【2015年真题】

A. 硝酸甘油　　　　B. 利多卡因
C. 氨氯地平　　　　D. 氯沙坦
E. 美托洛尔

【考点提示】B。利多卡因属于Ib类抗心律失常药,对短动作电位时程的心房肌无效,因此仅用于室性心律失常。

【A型题】4. 属于钠通道阻滞剂（第Ⅰa类）的抗心律失常药是(　　)【2015年真题】

A. 维拉帕米　　　　B. 胺碘酮

C. 美西律　　　　　D. 拉贝洛尔

E. 普鲁卡因胺

【考点提示】E。Ⅰa类的奎尼丁、普鲁卡因胺属于广谱抗心律失常药。

【A型题】5. 属于延长动作电位时程（第Ⅲ类）的抗心律失常药是(　　)【2015年真题】

A. 维拉帕米　　　　B. 胺碘酮

C. 美西律　　　　　D. 拉贝洛尔

E. 普鲁卡因胺

【考点提示】B。胺碘酮为典型的延长动作电位时程药。

【A型题】6. 属于钙通道阻滞剂（第Ⅳ类）的抗心律失常药是(　　)【2015年真题】

A. 维拉帕米　　　　B. 胺碘酮

C. 美西律　　　　　D. 拉贝洛尔

E. 普鲁卡因胺

【考点提示】A。在众多钙通道阻滞剂中，仅有维拉帕米和地尔硫䓬两药常用于治疗心律失常。

【B型题】(7~9题共用选项)【2016年真题】

A. 利多卡因　　B. 索他洛尔
C. 美托洛尔　　D. 硝酸甘油
E. 维拉帕米

7. 属于钠通道阻滞剂的抗心律失常药是（　　）
8. 属于钙通道阻滞剂的抗心律失常药是（　　）
9. 属于延长动作电位时程的抗心律失常药是（　　）

【考点提示】A、E、B。钠通道阻滞剂（第1类）可以细分为三个亚类，属于Ⅰa类的奎尼丁、普鲁卡因胺，属于Ⅰb类的利多卡因、苯妥英钠和属于Ⅰc类的普罗帕酮和氟卡尼等。临床常用的钙通道阻滞剂（第Ⅳ类）有非二氢吡啶类钙通道阻滞剂维拉帕米和地尔硫䓬。延长动作电位时程药（第Ⅲ类），主要代表药有胺碘酮、索他洛尔和溴苄胺等。

第三节　抗心绞痛药

1. 心绞痛是由于**冠状动脉粥样硬化**所发生的斑块（稳定或不稳定型），促使血管管腔狭窄、痉挛或一过性阻塞，导致心肌急剧、短暂的缺血所出现的临床症状。

2. 钙通道阻滞剂（CCB）可以治疗外周血管痉挛性疾病，硝苯地平和地尔硫䓬可改善大多数**雷诺综合征**患者的症状；对动脉粥样硬化具有预防的作用。

3. 慢性稳定型心绞痛的治疗主要有两个目标，第一个是预防**心肌梗死和猝死**，第二个是减轻和缓解症状。

4. CCB 对冠状动脉痉挛所致的**变异型心绞痛**最为有效，也可用于稳定型和不稳定型心绞痛，可降低变异型心绞痛致死率和心肌梗死的发生率。

5. 用于缓解心肌缺血和减轻心绞痛症状的药物有三类：**硝酸酯类**、β 受体阻断剂、钙通道阻滞剂。

6. CCB 具有很强的**血管选择性**，CCB 中的硝苯地平、氨氯地平、非洛地平和拉西地平用于冠心病和高血压的治疗。

7. **硝酸酯类**作为缓解心绞痛常用药，适用于各种类型心绞痛的治疗。既可用于缓解急性发作，又能作为预防用药，也可用作诊断性治疗。

8. 硝酸酯类目前临床常用的包括硝酸甘油、**戊四醇酯**、硝酸异山梨酯及 5 – 单硝酸异山梨酯等。

9. **硝酸甘油**是硝酸酯的代表药，起效最快，2~3 分钟起效，5 分钟达最大效应。作用持续时间最短为 20~30 分钟，半衰期仅为数分钟。

10. 硝酸甘油**舌下含服**吸收迅速、完全，生物利用度可达80%，在肝脏被迅速代谢为两个几乎没有活性的中间产物1,2-二硝酸甘油和1,3-二硝酸甘油，经肾脏排出，血液透析清除率低。

11. CCB没有绝对禁忌证，但对**心动过速**和心力衰竭者应慎用。

12. 5-单硝酸异山梨酯有片剂和缓释剂型，在**胃肠道**吸收完全，无肝脏首关效应，生物利用度近100%。

13. **西咪替丁**可降低钙通道阻滞剂的代谢，使硝苯地平的生物利用度提高70%，降低其清除率约40%，使其降压效应增强和毒性增大。

14. 5-单硝酸异山梨酯在肝脏经脱硝基代谢为无活性产物，主要经肾脏排出。肝病患者无药物蓄积现象，肾功能受损对本品清除亦无影响，可由**血液透析**清除。

15. 亚硝酸异戊酯起效快，为1~2分钟，维持时间短，可用于**心绞痛急性发作**。

16. 硝酸甘油舌下含服是治疗心绞痛急性发作的首选，疼痛在1~2分钟消失；而**舌下喷雾**起效更快，几乎与静脉注射相近，但该种给药方法受限于不良反应，不能给予较大剂量。

17. 对于发作频繁的心绞痛，宜采用**静脉**给药的方式。

18. 环孢素可增加CCB的**血浆浓度**，导致不良反应增加(如头痛、外周水肿、低血压、心动过速和齿龈增生)。

19. 心绞痛控制不满意时可加用**钙通道阻滞剂**,其具有解除冠状动脉痉挛的作用,对变异型心绞痛应作首选。

20. 硝酸酯类不良反应主要是继发于其**舒张血管**的作用,可引起搏动性头痛、面部潮红或有烧灼感、血压下降、反射性心率加快、晕厥、血硝酸盐水平升高等。

21. CCB 联合应用 β 受体阻断剂和长效硝酸酯类是**抗心绞痛**的首选;β 受体阻断剂和长效二氢吡啶类钙通道阻滞剂联用也是常用组合,可以提高疗效。

22. 钙通道阻滞剂突然停药,可以发生**心绞痛**加重,渐减剂量可以避免。

23. 硝酸酯类与 5 型磷酸二酯酶抑制剂(西地那非、伐地那非、他达拉非)合用,可引起严重的**低血压**。

24. 硝酸酯类与拟交感神经药(去氧肾上腺素、去甲肾上腺素、肾上腺素或麻黄碱)合用,可**降低**本类药的抗心绞痛效应。

25. 钙通道阻滞剂所致的水肿,如果严重,可应用**利尿剂(氢氯噻嗪、呋塞米)**以减轻症状,但不能根治。

26. 硝酸酯**耐药现象**是困扰其临床使用的最主要问

题，一旦发生耐药，不仅影响疗效，且可能加剧内皮功能损害，对预后产生不利影响。

27. **硝酸甘油**用于防治心绞痛、充血性心力衰竭和心肌梗死、外科手术所诱导的低血压和控制高血压。

28. **硝酸异山梨酯**用于冠心病的长期治疗、心绞痛的预防、心肌梗死后持续心绞痛的治疗，与洋地黄、利尿剂联合用于慢性心力衰竭、肺动脉高压。

29. 硝酸异山梨酯静脉注射或滴注，初始剂量可从**1~2mg/h**开始，根据个体需要进行调整，最大剂量不超过 8~10mg/h。

30. **单硝酸异山梨酯**用于冠心病的长期治疗、心绞痛的预防、心肌梗死后持续心绞痛的治疗，与洋地黄、利尿剂联合治疗慢性心功能衰竭。

31. 单硝酸异山梨酯静脉注射，初始剂量 1~2mg/h，最大剂量**8~10mg/h**，需个体化调整剂量。

32. 硝苯地平不得与**利福平**合用。

33. 选择性的钙通道阻滞剂可进一步分为二氢吡啶类CCB和**非二氢吡啶类 CCB**（包括苯并硫氮䓬与苯烷基胺类）。

34. 氨氯地平与**二氢吡啶类药物**有交叉过敏。

35. 属非二氢吡啶类的药物是地尔硫䓬和**维拉帕米**。

36. **非选择性的钙通道阻滞剂**有氟桂利嗪和桂利嗪

等，主要作用于脑细胞和脑血管，能减轻缺血性脑缺氧引起的脑损伤、脑水肿和代谢异常，也能增加脑血流量，解除脑血管痉挛。

37. 左氨氯地平用于高血压、**心绞痛**。

38. 左氨氯地平口服，用于高血压，初始剂量一次**2.5mg**，一日1次，最大剂量一次5mg，一日1次。

39. 左氨氯地平口服，对虚弱或老年患者、伴有肝功能不全患者初始剂量一次**1.25mg**，一日1次。

40. 左氨氯地平口服，用于心绞痛，初始剂量一次**2.5~5mg**，一日1次。

历年考题

【A型题】1. 氨氯地平用于高血压的初始剂量是（　　）【2015年真题】

A. 每次1mg　　　　B. 每次2.5mg
C. 每次4mg　　　　D. 每次5mg
E. 每次12.5mg

【考点提示】D。口服：初始剂量一次5mg，一日1次，最高剂量一次10mg，一日1次。与其他抗高血压药合用时，一次2.5mg，一日1次。

【A型题】2. 拉西地平用于高血压的初始剂量是

(　　)【2015年真题】

　　A. 每次1mg　　　B. 每次2.5mg
　　C. 每次4mg　　　D. 每次5mg
　　E. 每次12.5mg

【考点提示】 C。口服：初始剂量，一次4mg，一日1次，晨服更佳；根据患者反应，3~4周后可加量至一次6~8mg，一日1次。

【X型题】 3. 患者，男，59岁，诊断为急性心绞痛，医生处方硝酸甘油片，舌下含服，用药时应交代的注意事项包括(　　)【2015年真题】

　　A. 服药时尽量应采取坐、卧位
　　B. 口腔黏膜干燥者先用水润湿口腔后再含服
　　C. 服药后可能出现头痛、面部潮红
　　D. 咳嗽是典型的不良反应
　　E. 15分钟内重复给药3次，症状仍不能缓解，应及时就医

【考点提示】 ABCE。硝酸甘油含服时尽量采取坐位，用药后由卧位或坐位突然站立时必须谨慎，以防止发生体位性低血压。舌下含服如无麻刺烧灼感或头胀感，表明药品已经失效；如舌下黏膜干燥可使部分患者舌下含服无效，建议对黏膜明显干燥者可用水或盐水湿

润后再行含服。

第四节 抗高血压药

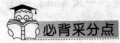必背采分点

1. α受体阻断剂特拉唑嗪不作为高血压治疗的首选药，临床适用于**伴前列腺增生症的高血压**患者或与其他药物联合用于顽固性高血压的治疗。

2. 甲基多巴在降压时并不减少肾血流或肾小球滤过率，因此特别适用于肾功能不良的高血压患者，也是**妊娠高血压**的首选药，此外长期使用该药还可逆转左心室心肌肥厚。

3. 全部心力衰竭患者，包括无症状患者，除非有禁忌证或不能耐受，均需应用**ACEI**。

4. ACEI对稳定型心绞痛治疗，可减少心肌梗死及**脑卒中**事件。

5. 多数ACEI的起效时间在**1小时**，作用时间可以维持24小时。

6. 肼屈嗪仅扩张**小动脉**。

7. 留钾利尿剂、钾盐或含高钾的低盐替代品可**加重**ACEI引起的高钾血症。

8. 利血平作用于中枢，促进儿茶酚胺释放排空，引起镇静、嗜睡，大剂量可出现**抑郁症**。

9. ACEI 与二氢吡啶类 CCB 联用治疗高血压，可**加强**降压作用并增加抗动脉粥样硬化和靶器官保护作用。

10. 对已接受多种或大剂量利尿剂（如呋塞米 80mg/d），对伴低钠血症、脱水、低血容量、严重心力衰竭者在首剂治疗时可能出现**低血压反应**。

11. 选用 ACEI 降低肾小球内压力，延缓肾功能减退。但应用 ACEI 者可出现快速、大幅度的血压下降或**急性肾衰竭**。

12. 硝普钠不可**静脉注射**，应缓慢静滴或使用微量输液泵。

13. 利血平与利尿剂或其他降压药合用，可使降压作用**加强**，应注意调整剂量。

14. 食物可使卡托普利吸收减少 30%~40%，宜在**餐前 1 小时服药**。

15. 卡托普利起效快，作用时间较短，适用于**高血压急症**。

16. 利血平与中枢神经抑制剂合用，可使中枢抑制作用**加重**。

17. 利血平与左旋多巴合用，可引起多巴胺耗竭而致**帕金森病**发作。

18. 卡托普利口服,成人,用于高血压初始剂量一次**12.5mg**,一日2~3次,按需要1~2周内增至一次50mg,一日2~3次。

19. 卡托普利口服,儿童,用于降压与治疗心力衰竭,初始剂量一次**0.3mg/kg**,一日3次,必要时每8~24小时增加0.3mg/kg。

20. 三环类抗抑郁药可**减弱**可乐定的降压作用。

21. 非甾体抗炎药可**减弱**可乐定的降压作用。

22. 依那普利口服,维持剂量一次10~20mg,一日1次,最大剂量一日**40mg**,分1~2次服用。

23. 可乐定可**增强**口服抗凝血药的抗凝作用。

24. 硝普钠与其他降压药(如甲基多巴或可乐定等)合用,可使血压**急剧下降**。

25. 硝普钠用于高血压急症(高血压危象、高血压脑病、恶性高血压、嗜铬细胞瘤手术前后阵发性高血压、外科麻醉期间进行控制性降压)、急性心力衰竭、**急性肺水肿**。

26. 雷米普利口服,用于高血压,初始剂量一次**2.5mg**,一日1次,晨服。

27. α_1受体阻断剂(哌唑嗪)与单胺氧化酶抑制剂合用,可导致**低血压**。

28. 福辛普利用于**高血压**、心力衰竭。

29. 福辛普利口服，用于心力衰竭，初始剂量一次**10mg**，一日1次，并严密监测反应，根据耐受情况渐增剂量至一次20~40mg，一日1次。

30. 甲基多巴用于**高血压**。

31. 坎地沙坦和**替米沙坦**较其他血管紧张素受体阻断剂（ARB）药物到达血浆药物浓度峰值时间略长。

32. α_1受体阻断剂（哌唑嗪）与非甾体抗炎药（尤其是吲哚美辛）合用，降压作用**减弱**。

33. 坎地沙坦、奥美沙坦和氯沙坦是仅有的三个有**活性代谢物**的ARB药物。

34. 由于血管紧张素转化酶抑制剂（ACEI）在抑制血管紧张素转换酶的同时，刺激激肽释放酶-激肽系统，使降压物质缓激肽增多，血压下降。但缓激肽增多可引起**缓激肽效应**，发生咳嗽、血管神经性水肿等。

35. 利血平用于高血压、**高血压危象**。

36. ARB与利尿剂合用，降压作用**增强**。

37. ARB与钾剂或留钾利尿剂（螺内酯、氨苯蝶啶、阿米洛利等）合用，可能引起血钾**增高**。

38. ARB可以**增加**胺碘酮、氟西汀和华法林的作用。

39. 缬沙坦用于轻、中度**原发性高血压**。

40. 厄贝沙坦用于**原发性高血压**。

41. 妊娠初始**3个月**内不宜使用厄贝沙坦。

42. 不推荐原发性醛固酮增多症的患者使用**厄贝沙坦**。

43. 坎地沙坦用于**原发性高血压**。

44. 坎地沙坦对于有肾功能不全的患者,由于过度降压,有可能使肾功能恶化,因此用药从一次**2mg**,一日1次开始服用。

45. 妊娠初期**3个月**不推荐使用替米沙坦。

46. **原发性醛固酮增多症**的患者不推荐使用替米沙坦。

47. 肾素抑制剂对糖尿病患者,若与ACEI联合应用可致高钾血症的发生率增加。

48. 利血平与布洛芬合用,可使利血平降压效果**减弱**。

49. 利血平具有**轻度降压**作用,作用缓慢而持久。

历年考题

【A型题】1. 易发生持续性干咳不良反应的药品是( )【2016年真题】

A. 氢氯噻嗪　　　　B. 硝苯地平
C. 福辛普利　　　　D. 硝酸甘油
E. 利血平

【考点提示】C。血管紧张素转换酶抑制剂常用的药物有卡托普利、依那普利、贝那普利、赖诺普利、雷米普利、培哚普利、福辛普利、咪达普利、西拉普利等。常见长期干咳（发生率约20%）、胸痛、上呼吸道症状（鼻炎）、血肌酐和尿素氮及蛋白尿高、血管神经性水肿、味觉障碍（有金属味）。

【A型题】2. 妊娠期高血压妇女宜选用的药品是（　）【2015年真题】

　　A. 福辛普利　　　B. 利血平
　　C. 厄贝沙坦　　　D. 阿利克仑
　　E. 甲基多巴

【考点提示】E。甲基多巴降压作用与可乐定相似或略弱，属于中等偏强，可单独使用，也可与利尿剂合用。甲基多巴在降压时并不减少肾血流或肾小球滤过率，因此特别适用于肾功能不良的高血压患者，也是妊娠高血压的首选药；此外长期使用该药还可逆转左心室心肌肥厚。

【A型题】3. 卡托普利用于高血压的初始剂量是（　）【2015年真题】

　　A. 每次1mg　　　B. 每次2.5mg
　　C. 每次4mg　　　D. 每次5mg
　　E. 每次12.5mg

【考点提示】E。卡托普利初始剂量为一次12.5mg,一日2次。

【B型题】(4~5题共用选项)【2016年真题】
　　A. 依那普利　　　　B. 替米沙坦
　　C. 哌唑嗪　　　　　D. 坦洛新(坦索罗辛)
　　E. 阿利克仑(阿利吉仑)
4. 属于肾素抑制剂的药品是(　　)
5. 属于血管紧张素Ⅱ受体阻断剂的药品是(　　)

【考点提示】E、B。阿利克仑为肾素抑制剂,可直接降低血浆中肾素活性,拓展了抗高血压药作用的另一途径。血管紧张素Ⅱ受体阻断剂目前国内已有氯沙坦、缬沙坦、厄贝沙坦、替米沙坦、坎地沙坦、依普罗沙坦、奥美沙坦等。

【C型题】(6~8题共用题干)

患者,男,56岁。有高血压病史4年。体检:血压156/96mmHg,无主动脉狭窄。医师处方依那普利片控制血压。【2015年真题】

6. 该患者若长期服用依那普利片,除应监测血压、心、肾功能外,还应监测的指标是(　　)
　　A. 血钾　　　　　　B. 血钠

C. 血钙　　　　　D. 血氯

E. 血镁

【考点提示】A。依那普利易出现高钾血症或其他不良反应。

7. 该患者用药过程中可能发生的典型不良反应是（　　）

A. 低血糖　　　　B. 光过敏

C. 干咳　　　　　D. 水肿

E. 口干

【考点提示】C。ACEI可引起非特异性气道超反应性、呼吸困难、支气管痉挛、持续性干咳、水肿。

8. 服用2个月后，血压控制未达标，经进一步检查，该患者伴有同型半胱氨酸水平升高，宜联合应用的药品是（　　）

A. 维生素A　　　　B. 维生素B_6

C. 维生素C　　　　D. 烟酸

E. 叶酸

【考点提示】E。同型半胱氨酸（Hcy）水平升高与高血压和妊娠期高血压疾病的发病机制密切相关，补充叶酸和维生素B_{12}能使Hcy下降超过20%。

药学专业知识（二）

第五节　调节血脂药

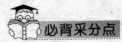

1. 临床上供选用的调脂药物可分为羟甲基戊二酰辅酶 A 还原酶抑制剂（他汀类）、贝丁酸类（贝特类）、**烟酸类**、胆固醇吸收抑制剂、多烯不饱和脂肪酸、其他。

2. 羟甲基戊二酰辅酶 A 还原酶抑制剂简称为**他汀类药**。

3. 胆固醇吸收抑制剂**依折麦布**是唯一被批准用于临床的选择性胆固醇吸收抑制剂。

4. 目前已用于临床的有洛伐他汀、**辛伐他汀**、普伐他汀、氟伐他汀、阿托伐他汀、瑞舒伐他汀和匹伐他汀等。

5. **内酯环型他汀药**洛伐他汀和辛伐他汀，亲脂性较强，口服吸收率较低；须在肝脏中水解成为开环羟基酸型方有药理活性。

6. 依折麦布可单独或联合用于以**胆固醇升高**为主的患者，特别适合作为不能耐受他汀治疗者的替代。

7. 他汀类药具有广泛的首关效应，生物利用度不高，为**5%~30%**。

8. 依折麦布与环孢素合用，可**升高**本品的血浆药物浓度。

9. 烟酸用于防治糙皮病等烟酸缺乏症，也可用于**血管扩张**。

10. 他汀类药主要作用部位在**肝脏**。

11. 他汀类药有效、安全，耐受性良好，不良反应多是**轻微的**、一过性的。不良反应常见于老年患者、合并多种疾病及联合多种药者。

12. 他汀类药的作用强度，无论体外或动物体内试验均证明**辛伐他汀**强于洛伐他汀和普伐他汀，氟伐他汀和阿托伐他汀均强于辛伐他汀。

13. 他汀类和贝丁酸类、烟酸类药联合应用可能增加发生**肌病**的危险，吉非贝齐通过与他汀类药竞争葡萄糖醛酸酶和肝酶 CYP3A4 影响他汀类药的代谢和排泄。

14. 提倡晚间服用他汀类药，**晚餐或晚餐后**服药有助于提高疗效。

15. 食物可**增加**洛伐他汀的血液药物浓度。

16. 食物对匹伐他汀的吸收和生物利用度**无影响**。

17. 氟伐他汀是他汀类药中唯一主要经**CYP2C9 代谢**的药物。

18. 辛伐他汀用于高脂血症、冠心病和**脑卒中**的防治。

19. 辛伐他汀口服,用于高胆固醇血症,初始剂量一次**10~20mg**,晚间顿服。

20. 阿托伐他汀用于<u>高胆固醇血症</u>、冠心病和脑卒中的防治。

21. 儿童中使用经验仅限少数严重血脂紊乱者,推荐初始剂量为一日10mg,最大剂量可一日**80mg**。

22. 氟伐他汀用于<u>原发性</u>高胆固醇血症、原发性混合型血脂异常。

23. 18岁以下患者不推荐使用<u>氟伐他汀</u>。

24. 瑞舒伐他汀用于混合型血脂异常症、原发性高胆固醇血症、**纯合子家族性高胆固醇血症**。

25. 瑞舒伐他汀口服,起始剂量为一次**5mg**,一日1次。

26. <u>贝丁酸类药</u>是以降低TG为主要治疗目标时的首选药。

27. 目前用于临床的贝丁酸类药有吉非贝齐、非诺贝特、苯扎贝特、环丙贝特。此类药进行的长期临床试验(包括赫尔辛基心脏试验等)证实其对<u>冠状动脉粥样硬化</u>的疗效。

28. 贝丁酸类药口服吸收迅速、完全,在循环中与血浆蛋白结合,不易进入<u>外周组织</u>。

29. 贝丁酸类药具有较高血浆蛋白结合率,故与华法林同用时可使与蛋白结合的华法林游离而产生**出血倾向**。

30. 吉非贝齐与苯扎贝特均为**具活性的酸性形式**,吸收后发挥作用快,氯贝丁酯和非诺贝特则需要先水解为酸性形式,药物浓度达峰时间为 1~4 小时。

31. 贝丁酸类药不良反应发生率为 5%~10%,主要以**胃肠道反应**为主,虽较常见但无须停药。

32. 贝丁酸类药主要经肾排泄,与免疫抑制剂(环孢素)或其他具肾毒性的药物合用时,有致**肾功能不全**的危险,应减量或停药。

33. 非诺贝特用于**高胆固醇血症(Ⅱa型)**,内源性高三酰甘油血症,包括单纯型(Ⅳ)和混合型(Ⅱb和Ⅲ型)。

34. 苯扎贝特用于**高三酰甘油血症**、高胆固醇血症、混合型高脂血症。

35. 烟酸属于 B 族维生素,当用量超过作为维生素作用的剂量时,可有明显的**降脂**作用。

36. 烟酸类可用于高三酰甘油血症、高胆固醇血症及混合型高脂血症,也可用于**心肌梗死**。

37. **除纯合子家族性高胆固醇血症**及Ⅰ型高乳糜微粒血症以外的其他类型的血脂异常,包括Ⅱ型原发性高胆固醇血症、高三酰甘油血症和混合性高脂血症，烟酸可作为单一或辅助治疗用药。

38. 烟酸类药具有强烈的**扩张血管**作用，初始服用或剂量增大后可致发热、瘙痒、皮肤干燥、面部潮红等。

39. 烟酸与抗高血压药（神经节阻断剂、血管活性药、胍乙啶等肾上腺素受体阻断剂）合用，可引起**体位性低血压**。

40. 服用烟酸的患者，大约1/5会发生**高尿酸血症**，有时甚至可发展为痛风。

历年考题

【C型题】（1~3题共用题干）

患者，女，56岁，血清总胆固醇和低密度脂蛋白胆固醇异常，初诊医师建议首先改变生活方式（控制饮食、增加运动）。一个月后复查血脂水平仍未达标，医师处方辛伐他汀片20mg/d治疗。【2016年真题】

1. 该患者服用辛伐他汀片的适宜时间是（　　）
  A. 早上　　　　　　B. 上午
  C. 中午　　　　　　D. 下午
  E. 晚上

2. 若采用强化治疗，辛伐他汀片的最大日剂量是

( )

　　A. 20mg　　　　B. 40mg

　　C. 80mg　　　　D. 100mg

　　E. 120mg

　3. 服药期间应监测血生化指标，其中超过正常值上限10倍，应立即停药的指标是（　　）

　　A. Hcy　　　　B. Cr

　　C. CK　　　　D. BUN

　　E. TBiL

【考点提示】E、C、C。提倡晚间服用他汀类药，晚餐或晚餐后服药有助于提高疗效，主要因为：①肝脏合成脂肪峰期多在夜间。②使药物血浆峰浓度、达峰时间（2~3小时）与脂肪合成峰时间同步。③他汀类药效应体现出相应的昼夜节律，夜间服用效果好。用于纯合子家族性高胆固醇血症，推荐一次40mg，晚间顿服；或一日80mg，分早晨20mg、午间20mg和晚间40mg服用。对于有弥散性的肌痛、肌软弱及CK升高至大于正常值10倍以上的情况应考虑为肌病，须立即停用辛伐他汀。

第六章 血液系统疾病用药

第一节 促凝血药

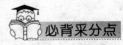

1. 鱼精蛋白与**头孢菌素及青霉素**有配伍禁忌,避免同时注射。

2. 鱼精蛋白易被破坏,口服无效,仅限于静脉注射。禁**与碱性药**配伍使用。

3. **氨甲环酸**、氨基己酸为氨基酸类抗纤溶酶药,与纤溶酶原或纤溶酶的赖氨酸结合区有高度亲和力,故能竞争性地抑制纤维蛋白的赖氨酸与纤溶酶结合,从而抑制纤维蛋白凝块的裂解,产生止血作用。

4. **氨甲环酸**在组织中有更强、更持久的抗纤溶酶活性,对纤溶酶活性增高所致的出血有良好疗效,其疗效比氨甲苯酸强,止血作用是氨基己酸的6~10倍。

5. **卡巴克络**可增强毛细血管对损伤的抵抗力,降低毛细血管的通透性，促进受损的毛细血管端回缩而促进凝血。

6. 蛇毒血凝酶给药方式多样，可口服、局部应用、静脉注射、肌内注射，皮下注射及腹腔注射也有效。静脉注射**5 分钟**起效，止血效果持续 24 小时。

7. 鱼精蛋白是碱性蛋白质，分子中含有**强碱性基团**，可特异性拮抗肝素的抗凝作用，有效地对抗肝素、低分子肝素过量引起的出血。

8. 促凝血因子活性药（酚磺乙胺）可见**血栓**形成。

9. 抗纤维蛋白溶解药（氨基己酸、氨甲苯酸、氨甲环酸）少见血栓形成、**低血压**。

10. 影响血管通透性药（卡巴克络），对癫痫患者可引起**异常脑电活动**。

11. 口服避孕药、雌激素、凝血酶原复合物与氨基己酸、氨甲环酸合用，有增加**血栓**形成的危险。

12. **酚磺乙胺**用于防治各种手术前后的出血，也可用于血小板功能不良、血管脆性增加而引起的出血，亦可用于呕血、尿血等。

13. 酚磺乙胺与其他促凝血药（氨甲苯酸、维生素K_1等）合用，可**增加**止血效果。

14. 酚磺乙胺不宜与**氨基己酸**混合注射，二者混合可引起中毒，故两者避免合用。

15. 氨基己酸用于预防及治疗急性或慢性、局限性或全身性**原发性纤维蛋白溶解亢进**所致的各种出血。

16. 氨基己酸静脉注射过快可引起明显血压降低、**心律失常**。

17. 氨甲环酸用于防治急性、慢性、局限性或全身性**原发性纤维蛋白溶解亢进**所致的各种出血。

18. 维生素 K_1 用于**维生素 K_1 缺乏引起的出血**，如梗阻性黄疸、胆瘘、慢性腹泻等所致出血，还可用于香豆素类、水杨酸类等所致的低凝血酶原血症，新生儿出血及长期应用广谱抗生素所致的体内维生素 K_1 缺乏。

19. 维生素 K_1 安全性与**注射方式**密切相关。

20. 静脉注射宜缓慢，给药速度不应超过 **1mg/min**。

21. 蛇毒血凝酶用于**出血及出血性疾病**；也可用来预防手术部位及手术后出血。

22. 原发性纤溶系统亢进的情况下蛇毒血凝酶宜与**抗纤溶酶药物（氨甲环酸、氨基己酸等）**合用。

23. 鱼精蛋白用于**肝素过量**引起的出血和心脏术后出血。

历年考题

【A 型题】1. 鱼精蛋白可用于救治（　　）【2016年真题】

　A. 肝素过量导致的出血

　B. 吗啡过量导致的呼吸抵制

C. 华法林过量导致的出血

D. 异烟肼中毒导致的神经毒性

E. 对乙酰氨基酚中毒导致的肝损伤

【考点提示】A。鱼精蛋白是碱性蛋白质，分子中含有强碱性基团，可特异性拮抗肝素的抗凝作用，有效地对抗肝素、低分子肝素过量引起的出血。

【A型题】2. 用于低分子肝素过量时解救的药品是（　）【2015年真题】

A. 氨甲环酸　　　　B. 酚磺乙胺

C. 维生素 K_1　　　D. 鱼精蛋白

E. 血凝酶

【考点提示】D。氨甲环酸用于防治急性、慢性、局限性或全身性原发性纤维蛋白溶解亢进所致的各种出血，故A错误。酚磺乙胺用于防治各种手术前后出血，也可用于血小板功能不良、血管脆性增加而引起的出血，亦可用于呕血、尿血等，故B错误。维生素 K_1 用于维生素 K_1 缺乏引起的出血，如梗阻性黄疸、胆瘘、慢性腹泻等所致的出血，还可用于香豆素类、水杨酸类等所致的低凝血酶原血症，新生儿出血及长期应用广谱抗生素所致的体内维生素 K_1 缺乏，故C错误。蛇毒血凝酶用于出血及出血性疾病；也可用来预防手术部位及手术后出血，故E错误。

鱼精蛋白用于肝素过量引起的出血和心脏术后出血。

【A 型题】3. 属于促凝血因子合成的药是（　　）【2015 年真题】

A. 酚磺乙胺　　　B. 氨甲环酸

C. 血凝酶　　　　D. 卡巴克洛

E. 维生素 K_1

【考点提示】E。维生素 K_1 促进凝血因子合成，并有镇痛作用。

【A 型题】4. 属于促凝血因子活性药的是（　　）【2015 年真题】

A. 酚磺乙胺　　　B. 氨甲环酸

C. 血凝酶　　　　D. 卡巴克洛

E. 维生素 K_1

【考点提示】A。促凝血因子活性药酚磺乙胺能增强毛细血管抵抗力，降低毛细血管通透性，增强血小板聚集性和黏附性，促进血小板释放凝血活性物质，使血管收缩，出血和凝血时间缩短，达到止血效果。

【X 型题】5. 临床常用的促凝血药的类别包括（　　）【2015 年真题】

A. 促凝血因子合成药
B. 促凝血因子活性药
C. 促纤维蛋白溶解药
D. 影响血管通透性药
E. 血管紧张素转换酶抑制剂

【考点提示】ABD。临床常用的促凝血药的类别包括促凝血因子合成药、促凝血因子活性药、影响血管通透性药、鱼精蛋白、抗纤维蛋白溶解药、蛇毒血凝酶。

第二节　抗凝血药

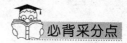

1. 抗凝血药用于血栓性疾病尤其是静脉血栓（包括心房颤动、肺栓塞、下肢静脉栓塞和术后栓塞等）的防治。适用于处于<u>高凝状态</u>的患者。

2. 临床上常用的抗凝血药有维生素 K 拮抗剂、肝素（UFH）与低分子肝素（LMWH）、<u>直接凝血酶抑制剂</u>、凝血因子 X 抑制剂。

3. 维生素 K 拮抗剂主要有双香豆素、双香豆素乙酯、<u>新抗凝华法林</u>。此类药起效缓慢、价格低廉、作用持续时间长久。

4. **肝素（UFH）与低分子肝素（LMWH）**对凝血的各环节均有作用，起效迅速，体内外均有抗凝作用，可防止急性血栓形成而成为对抗血栓的首选。

5. 直接凝血酶抑制剂不良反应常见**出血**，尤其在高剂量应用时。

6. 直接凝血酶抑制剂主要药品有水蛭素、**重组水蛭素**、达比加群酯。

7. 华法林在治疗剂量下，可以使相关凝血因子的合成减少 30%～50%。需要连续用药**2～7日**才能清除凝血因子，达到最大药效。

8. 华法林作用强且稳定可靠，是应用最广泛的**口服抗凝血药**。

9. 维生素 K 拮抗剂与非甾体抗炎药阿司匹林、水杨酸钠、对乙酰氨基酚、吲哚美辛、保泰松合用，可**增强**本品的抗凝血作用。

10. 维生素 K 拮抗剂与红霉素、氯霉素、部分氨基糖苷类、头孢菌素类抗生素合用，可**增强**本品的抗凝血作用。

11. 维生素 K 拮抗剂与甲苯磺丁脲、甲硝唑、奎尼丁、别嘌醇、胰高血糖素、胺碘酮、西咪替丁、氯贝丁酯、右旋甲状腺素等合用，可**增强**本品的抗凝血作用。

12. 维生素 K 拮抗剂与苯妥英钠、苯巴比妥、口服避孕药、雌激素、消胆胺、利福平、维生素 K 类、氯噻酮、螺内酯、糖皮质激素等合用，可**降低**本品的抗凝血作用。

13. 直接凝血酶抑制剂与胺碘酮联合应用，可使达比加群酯血浆浓度提高约**50%**。

14. 华法林开始起效须依赖于体内已合成的凝血酶原因子Ⅱ明显下降，而凝血酶原因子Ⅱ半衰期为**72 小时**。

15. 口服华法林真正起抗凝作用至少需要 3 天，抗凝最大效应时间为 72~96 小时，抗血栓形成的最大效应时间为**6 天**。

16. 华法林初始剂量宜小，目前国内多推荐为**3mg**。

17. 达比加群酯致血栓栓塞与主要出血事件较华法林显著为多，且与**肾功能**密切相关。

18. 肝素通常不影响出血时间。大剂量给予时，凝血时间延长。一次静脉滴注给予负荷量可立即发挥抗凝效应，皮下注射一般在**20~60 分钟**内起效，以后抗凝作用逐渐下降，3~4 小时后人体凝血时间恢复正常。

19. 利伐沙班用于预防**膝关节置换术后静脉血栓**。

20. 低分子肝素（依诺肝素）半衰期长，**皮下注射**吸收较好，生物利用度高，不需要常规地监测抗凝疗效及调整剂量。

21. 低分子肝素对血小板功能的影响明显**小于**普通肝素。

22. **肝素**以起效迅速、在体内外均有抗凝作用、可防止急性血栓形成而成为对抗血栓的首选。

23. 对于任何不明原因的血红蛋白或血压降低都应寻找出血部位。如伤口已**止血**，首次用利伐沙班时间应于术后**6~10 小时**之间进行。

24. 肝素的不良反应十分常见**出血**，发生率为 1.5%~20%，其中以静脉注射、老年人和女性患者多见。

25. 患者需要长期抗凝治疗时，肝素与华法林等口服双香豆素类药可以采取**序贯疗法**。

26. 肝素与华法林合用，可导致严重的**因子Ⅸ缺乏**而出血。

27. 肝素与阿司匹林及其他非甾体抗炎药合用，能抑制血小板功能，并诱发**胃肠道溃疡出血**。

28. 肝素与糖皮质激素、促肾上腺皮质激素合用，易诱发**胃肠道溃疡**出血。

29. 当肝素诱发血小板减少症、血小板计数中度减少时，**即停肝素**，包括用于冲洗静脉通路的肝素。

30. 肝素用药过量可出现**自发性出血**，表现为各种黏膜出血、肾出血、卵巢出血、腹膜后出血、肾上腺出血、关节积血和伤口出血等。

31. 伐沙班末次给药**18 小时**后才能取出硬膜外导管。

32. 肝素口服无效，不宜**肌内注射**。

33. 肝素对蛇咬伤所致弥散性血管内凝血（DIC）

无效。

34. 肝素代谢迅速,若轻微超量停用即可。严重超量时,使用**鱼精蛋白**缓慢静脉注射,予以拮抗。

35. **依诺肝素**用于预防深静脉血栓形成,治疗已经形成的急性深静脉血栓,不稳定型心绞痛及非 ST 段抬高心肌梗死急性期的治疗,以及血液透析体外循环中防止血栓形成。

36. 依诺肝素用于不稳定型心绞痛及非 ST 段抬高心肌梗死,皮下注射一次 100 U/kg,每隔**12 小时**给予 1 次,应与阿司匹林同用(一日 100~325mg)。推荐疗程最少为 2 天,至临床症状稳定。一般疗程为 2~8 天。

历年考题

【A 型题】1. 属于凝血因子 Xa 直接抑制剂的抗凝药是( )【2015 年真题】

A. 依诺肝素 B. 肝素
C. 华法林 D. 利伐沙班
E. 达比加群酯

【**考点提示**】D。抗凝血药分为四个亚类:第一亚类为维生素 K 拮抗剂,其主要药品为华法林;第二亚类为肝素与低分子肝素,其主要药品为肝素、依诺肝素;第三亚类为直接凝血酶抑制剂,其主要药品为达比加群酯；第四亚类为凝血因子 X 抑制剂，其主要药品为利伐沙班、阿哌沙班。

【A 型题】2. 服用华法林初期，应当每日监测凝血指标，将国际标准化比值（INR）目标值控制在（　　）【2015 年真题】

A. 2.0~3.0　　　　B. 3.0~4.0
C. 4.0~5.0　　　　D. 5.0~6.0
E. 7.0~8.0

【考点提示】A。华法林用药次日起即应根据凝血酶原时间调整剂量，应维持 INR 在 2~3 之间。

【X 型题】3. 与其他抗凝药相比，凝血因子 Xa 直接抑制剂具有的药理作用特点包括（　　）【2015 年真题】

A. 作用直接、选择性高
B. 血浆半衰期较长
C. 治疗窗宽，无须监测 INR
D. 肾功能不全者使用后出血风险低
E. 抗凝作用强且不影响已形成的凝血酶活性

【考点提示】ABCDE。直接凝血因子 Xa 抑制剂具有下列优势：①作用直接，选择性高，竞争性地与因子 Xa 的活性位点结合，可逆性抑制游离和结合的因子 Xa 及凝血酶原活性。②既有强大的抗凝血作用，又不影响已形成的凝血酶的正常生理止血功能，保留足够的凝血酶活性以激活血小板；同时回避因为抑制凝血因子Ⅱa而干扰体内多种生理过程（促凝、炎症、细胞增殖），促使抗凝作用由多靶点向单靶点迈进，从而超越直接凝血酶抑制剂。③在抑制凝血酶形成和活化凝血瀑布中占有重要地位，在凝血瀑布上游抑制凝血因子将产生更强的抗凝作用。④治疗窗宽，无须监测INR。⑤对肾脏依赖性小于凝血酶抑制剂达比加群酯，肾功能不全者的出血、胃肠道不良反应和出血率较小。⑥血浆半衰期均较长，每日仅服用1~2次。

第三节 溶栓药

必背采分点

1. 链激酶溶栓作用<u>无选择性</u>，降解纤维蛋白凝块，也降解纤维蛋白原和其他血浆蛋白。

2. 静脉溶栓治疗首选<u>阿替普酶</u>或瑞替普酶，无条件时，可用尿激酶替代。

3. 阿替普酶的开通率提高，但血浆半衰期短，须连续<u>静脉</u>给药。

4. <u>瑞替普酶</u>与其他纤溶酶原激活药相比，溶栓作用迅速、完全和持久。

5. 使用溶栓药后是否使用肝素可由医生决定，一般可皮下注射**低分子肝素**。

6. 溶栓药与华法林、抗血小板药、肝素和其他影响凝血的药物合用，可**增加**出血的危险。

7. 链激酶、尿激酶溶栓治疗应与阿司匹林联用，可**增加**疗效，且不显著增加严重出血的发生率。

8. 必须经适当的影像学检查排除颅内出血之后，在急性缺血性脑卒中症状发生的 3 小时内进行阿替普酶治疗。推荐剂量为 0.9mg/kg，最大剂量为**90mg**。

9. 链激酶用于**急性心肌梗死等血栓性疾病**。

10. 急性心肌梗死患者应尽早开始治疗，争取发病**12 小时**内开始链激酶治疗。

11. **阿替普酶**用于急性心肌梗死、血流不稳定的急性大面积肺栓塞、急性缺血性脑卒中的溶栓治疗。

12. 阿替普酶不适用于 18 岁以下及 80 岁以上的**急性脑卒中**患者。

历年考题

【A 型题】给药后易产生抗体，5 天至 1 年内重复给药疗效可能下降，1 年内不宜再次使用的溶栓药是（　　）【2015 年真题】

A. 阿替普酶　　B. 瑞替普酶
C. 尿激酶　　　D. 链激酶
E. 降纤酶

【考点提示】D。溶栓药主要药品有尿激酶、链激酶、阿替普酶。阿替普酶注意事项：不适用于18岁以下及80岁以上的急性脑卒中患者；妊娠期妇女及产后2周以及70岁以上患者慎用。用药期间宜监测心电图；已经配置的药液在冷处（2%～10%）可保存24小时；30℃室温下可保存8小时。且不宜与其他药物作配伍静脉滴注。故A错误。尿激酶注意事项：尿激酶中加入人体蛋白作为稳定剂，比加入甘露醇具有更高的长期稳定性。链激酶注意事项：急性心肌梗死患者应尽早开始治疗，争取在发病12小时内开始治疗。由于本品输注后可产生抗体，在5天至1年内重复给药疗效可能下降，故1年内不宜重复给药。

第四节　抗血小板药

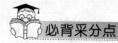

1. **抗血小板药**可抑制血小板聚集，从而抑制血栓形成，是防治动脉血栓性疾病的重要药物。

2. 环氧酶抑制剂代表药为**阿司匹林**。

3. 替罗非班仅供静脉使用。本品可与**肝素**联用，从同一液体通路输入。

4. 长期大量应用磷酸二酯酶抑制剂可致出血倾向，用于治疗缺血性心脏病时，可能发生"**冠状动脉窃血**"，导致病情恶化。

5. 磷酸二酯酶抑制剂双嘧达莫仅作为辅助抗血小板药，价格较便宜，常与**阿司匹林**联合应用。

6. 血小板腺苷环化酶刺激剂，主要**激活腺苷环化酶（CAM）**的水平，抑制血小板聚集，药物有肌苷、前列环素、依洛前列素和西卡前列素。

7. 阿司匹林在阻断前列腺素生物合成的同时，也起到**抑制血小板凝聚**和防止血栓形成的作用。

8. 磷酸二酯酶抑制剂与抗凝血药（肝素、华法林）合用，可**增加**出血倾向。

9. **阿司匹林**是抗血小板药的代表药，对所有发生急性缺血性心血管事件的患者，如心肌梗死、不稳定型心绞痛、缺血性脑卒中、一过性脑缺血发作等，若无禁忌，应尽快给予。

10. 对所有诊断为冠心病或缺血性脑卒中的患者均应长期服用**阿司匹林**，每日75~150mg，作为二级预防。

11. 冠状动脉移植术后长期服用阿司匹林，每日100mg。对10年心血管病风险大于10%的人群，给予阿司匹林,每日**75~100mg**,作为一级预防。

12. 磷酸二酯酶抑制剂与链激酶、尿激酶、丙戊酸钠、非甾体抗炎药同时使用,发生出血的危险概率**加大**。

13. 环氧酶抑制剂与抗凝血药肝素、华法林和抗血小板药氯吡格雷、噻氯匹定合用,可**增加**出血的风险。

14. 严重冠脉病变患者,使用双嘧达莫后缺血可能**加重**(窃血现象)。

15. 环氧酶抑制剂与抗痛风药丙磺舒、苯磺唑酮合用,可**降低**促尿酸排泄的作用(竞争肾管尿酸的消除)。

16. 环氧酶抑制剂与胰岛素、磺酰脲类促胰岛素分泌药合用,高剂量阿司匹林具有**降糖作用而增强降糖效果**,且能与磺酰脲类竞争结合血浆蛋白。

17. **布洛芬**会干扰阿司匹林对血小板的不可逆抑制作用。

18. 环氧酶抑制剂与对乙酰氨基酚长期大量合用可引起**肾脏病变**。

19. 利尿剂与高剂量阿司匹林合用时减少肾前列腺素的合成而**降低**肾小球滤过。

20. 阿司匹林所致消化道溃疡伴随患者**年龄**和**剂量**增加而明显增加。

21. 不推荐**45 岁**以下男性服用阿司匹林,预防心肌梗死。

22. 双嘧达莫静脉注射给药时，除**葡萄糖**外，不得与其他药物混合注射。静脉滴注时应遮光。

23. 阿司匹林与**食物**同服，可以减少胃肠的刺激，减轻胃肠道反应。

24. P2Y12 阻断剂可抑制血小板聚集而不影响**二磷酸腺苷（ADP）介导的血管反应**。

25. 替罗非班与伊洛前列素合用，可增加**出血**发生的危险性。

26. 噻氯匹定和氯吡格雷对 ADP 尤其是内源性 ADP 释放诱导的血小板Ⅰ相和Ⅱ相聚集均有特异的强力抑制作用，且为**不可逆反应**，对其他血小板诱导剂所引起的血小板聚集也有抑制作用。

27. 噻氯匹定抑制血小板的作用在服后**24~48 小时**才能显现，因此需要迅速抗血小板作用时，噻氯匹定是无用的。

28. 氯吡格雷口服后起效很快，服用 300mg 后**3 小时**血药浓度即可达血浆峰值。

29. 对阿司匹林过敏或不耐受的患者，**氯吡格雷**可替代阿司匹林，也可与阿司匹林联合应用。

30. 二磷酸腺苷 P2Y12 受体阻断剂与茶碱合用，因可**降低**茶碱的清除率，使茶碱血浆药物浓度升高并有过量的危险。

31. 二磷酸腺苷 P2Y12 受体阻断剂与地高辛合用，

可使地高辛血浆药物浓度轻度**下降**。

32. 氯吡格雷与双嘧达莫合用能够**增加**出血的危险性。

33. 二磷酸腺苷 P2Y12 受体阻断剂与苯妥英钠、甲苯磺丁脲、非甾体抗炎药等通过 CYP2C9 代谢的药物合用，血浆药物浓度**增加**。

34. 抗血小板药的药效与血浆药物浓度无关，其作用时间与**血小板存活半衰期（7 天）**有关。

35. **氯吡格雷**用于心肌梗死、缺血性脑卒中、外周动脉性疾病、急性冠状动脉综合征。

36. 用药期间若发生严重的出血，必要时输注**血小板**，可以逆转氯吡格雷的药理作用。

37. 阿司匹林不能改变氯吡格雷抑制 ADP 诱导的血小板聚集反应，氯吡格雷可能**增强**阿司匹林对胶原诱导的血小板聚集的抑制作用。

38. 替罗非班与肝素和阿司匹林合用，对抗凝血有协同作用，但有可能使出血率**增加**。

39. 替卡雷洛作用直接且可逆，作用迅速，不需要通过代谢激活，能有效改善**急性冠脉综合征**患者的症状。

40. 替罗非班对各种因素诱发的血小板聚集都有抑制作用，对急性冠脉综合征（不稳定型心绞痛、心肌梗死）和实施冠脉内介入治疗的患者也有预防血栓的作用，且疗效与**剂量**相关。

41. 西洛他唑可抑制血小板及平滑肌上磷酸二酯酶

活性，使血管平滑肌内 cAMP 浓度上升，扩张血管，对抗血小板凝集，作用<u>可逆</u>。

42. 双嘧达莫仅作为辅助抗血小板药，价格较便宜，常与<u>阿司匹林</u>联合应用。

43. 对非心源性脑卒中患者，<u>西洛他唑</u>在缺血性脑卒中的二级预防上比阿司匹林更为有效，更少发生出血事件。

44. 西洛他唑主要用于<u>外周动脉血管闭塞症</u>引起的缺血性症状，如溃疡、肢痛、间歇性跛行等。

历年考题

【A 型题】1. 可使血小板内环磷腺苷（cAMP）浓度增高而产生抗血小板作用的药品是（　　）【2016 年真题】

A. 阿司匹林　　　B. 氯吡格雷
C. 双嘧达莫　　　D. 替罗非班
E. 噻氯匹定

【考点提示】C。磷酸二酯酶抑制剂常用双嘧达莫和西洛他唑，双嘧达莫可抑制磷酸二酯酶对 cAMP 的降解作用，使血小板内 cAMP 浓度增高而产生抗血小板作用，抑制血小板 I 相聚集和 II 相聚集，高浓度（500μg/mL）可抑制血小板的释放反应，具有对抗血栓形成的作用，对出血时间无影响。

【A型题】2. 属于二磷酸腺苷P2Y12受体阻断剂的是( )【2015年真题】

A. 阿司匹林　　　B. 氯吡格雷
C. 替罗非班　　　D. 奥扎格雷
E. 前列环素

【考点提示】B。目前，临床使用的P2Y12阻断剂有噻氯匹定、氯吡格雷、阿那格雷、普拉格雷、依诺格雷、替格雷洛和坎格雷洛。

【A型题】3. 属于血小板膜蛋白Ⅱb/Ⅲa受体阻断剂的是( )【2015年真题】

A. 阿司匹林　　　B. 氯吡格雷
C. 替罗非班　　　D. 奥扎格雷
E. 前列环素

【考点提示】C。替罗非班为一种高选择性非肽类血小板膜糖蛋白Ⅱb/Ⅲa受体阻断剂，可减少血栓负荷和继发的远端微循环栓塞，改善心肌组织水平的灌注。

第五节　抗贫血药

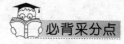

1. 常用铁剂为硫酸亚铁、富马酸亚铁、<u>琥珀酸亚铁</u>

等。近年来，各种复合铁，如多糖铁复合物及有机铁，亦开始应用。

2. 在铁剂选择上，以**口服制剂**为首选，以吸收较高的亚铁剂为首选。

3. 铁剂以**亚铁离子形式**，在十二指肠及空肠近端被吸收。

4. 口服糖浆铁剂后易使牙齿**变黑**，服用铁剂缓释剂型可明显减轻胃肠道反应。

5. 口服铁剂与抗酸药如碳酸氢钠、磷酸盐类及含鞣酸的药物或饮料同用，易产生**沉淀**而影响吸收。

6. 西咪替丁、**去铁胺**、胰酶、胰脂肪酶等药品，可影响铁剂的吸收。

7. 铁剂可影响**四环素类**、氟喹诺酮类、青霉胺及锌剂的吸收。

8. **维生素C**与铁剂同服，铁剂吸收增加，但也容易导致胃肠道反应。

9. 口服铁剂宜选用**二价铁**，二价铁的溶解度大，易于被人体吸收。

10. 对胃酸缺乏者，宜与**稀盐酸**并用，有利于铁剂的解离。

11. 铁剂在胃肠道的吸收有**黏膜自限现象**。

12. 铁剂用药过量发生的急性中毒多见于**儿童**，由于坏死性胃炎、肠炎,患者可能出现严重呕吐、腹泻及腹痛,以致血压降低、代谢性酸中毒,甚至昏迷。

13. 妊娠期妇女补充铁剂以在妊娠**中、后期**最为适当,此时铁摄入量减少而需要量增加。

14. 通常口服铁剂后4~5日,血液中网织红细胞数即可上升,**7~12日**达峰。

15. 硫酸亚铁防治各种原因(如慢性失血、营养不良、妊娠、儿童发育期等)引起的**缺铁性贫血**。

16. 口服型铁剂有轻度胃肠道反应,宜在**餐后或餐时**服用,以减轻胃部刺激。

17. 铁剂不应与浓茶同服,浓茶含有的鞣酸可与铁形成**沉淀**,使铁剂的吸收减少。

18. 硫酸亚铁颗粒剂不宜用**热开水**冲服,以免影响吸收;服用时应用吸管,服后漱口,以防牙齿变黑;包装开封后,应于2日内服完。

19. **蔗糖铁**用于治疗口服铁剂不能有效缓解的缺铁性贫血。

20. 巨幼红细胞性贫血一般是由于缺乏维生素 B_{12} 或**叶酸**引起。

21. 叶酸可用于各种原因引起的叶酸缺乏及由叶酸缺乏所致的巨幼红细胞性贫血;小剂量用于妊娠期妇女**预防胎儿神经管畸形**。

22. 叶酸服后可迅速纠正巨幼红细胞性贫血的异常现象，改善贫血，但不能**阻止因维生素 B_{12} 缺乏**所致的神经损害。

23. 维生素 B_{12} 含钴，体内转化为甲基钴胺和**辅酶 B_{12}** 后才具有活性。

24. 叶酸偶见过敏反应，可致皮疹、**荨麻疹**或哮喘等。

25. 不宜与**维生素 C** 同服，可能抑制叶酸在胃肠道的吸收，并可破坏维生素 B_{12}，导致叶酸与维生素 B_{12} 活性降低。

26. 叶酸**不能阻止**由维生素 B_{12} 缺乏所致的神经损害的进展。

27. 如患者口服叶酸片剂后出现恶心和剧烈呕吐，或处于手术前后的禁食期，或胃切除后伴有吸收不良等情况，可选用**叶酸注射液肌内注射**。

28. 氨蝶呤、乙胺嘧啶对二氢叶酸还原酶有较强的亲和力，阻止叶酸转化为**四氢叶酸**，从而拮抗叶酸的治疗作用。

29. 维生素 B_{12} 对恶性贫血者（内因子缺乏）口服给药无效，需采用肌内注射给药，并终身使用。但不能**静脉注射**。

30. 心脏病患者注射维生素 B_{12} 有可能增加血容量，导致肺水肿或**充血性心力衰竭**。

31. 重组人促红素是由 165 个氨基酸组成的糖蛋白，与红系祖细胞的表面受体结合，刺激红系祖细胞的分化，促使红细胞自骨髓向血液中释放，进而转化为成熟红细胞，并且稳定红细胞膜，提高**红细胞膜抗氧化酶**的功能。

32. 严重慢性铁负荷过重的患者，重组人促红素与**大剂量维生素 C** 合用可引起心功能受损。

33. **重组人促红素**用于肾衰竭患者的贫血、非肾性贫血（如恶性肿瘤、免疫疾病、艾滋病）、早产儿伴随的贫血、外科手术前自体贮血等。

34. 静脉滴注重组人促红素速度宜慢，因快速注射可引起**虚脱**。

35. 肌内注射重组人促红素吸收迅速，可引起**虚脱**，应注意。

36. 过大剂量静脉注射重组人促红素治疗急性铁负荷过重及地中海贫血，易致**成人呼吸窘迫综合征**。

历年考题

【B 型题】（1~2 题共用选项）【2016 年真题】

A. 维生素 B_1 B. 维生素 B_2

C. 维生素 B_{12} D. 依诺肝素

E. 酚磺乙胺

1. 服用叶酸治疗巨幼红细胞贫血，需同时联合使用

的药品是（　　）

2. 华法林起效缓慢，深静脉栓塞治疗的初期，需同时联合使用的是（　　）

【考点提示】 C、D。巨幼细胞性贫血是体内缺乏叶酸和维生素 B_{12} 等造血因子，使幼稚红细胞在发育中的脱氧核糖核酸（DNA）合成出现障碍，细胞的分裂受阻，形成畸形的巨幼红细胞，并伴有神经症状（神经炎、神经萎缩）。因此服用叶酸治疗巨幼红细胞贫血，需同时联合使用的药品是维生素 B_{12}。肝素与低分子肝素对凝血的各环节均有作用，起效迅速，体内外均有抗凝作用，可防止急性血栓形成而成为对抗血栓的首选。主要药品有依诺肝素、那屈肝素、替他肝素、达肝素。

第六节　升白细胞药

必背采分点

1. 可以促进白细胞生长、提高白细胞计数的药物为**升白细胞药**。

2. 常用升白细胞药物有肌苷、**利可君**、腺嘌呤、小檗胺及粒细胞集落刺激因子非格司亭、重组人粒细胞-巨噬细胞集落刺激因子沙格司亭等。

3. 肌苷为人体的正常成分，能直接透过细胞膜进入人体细胞，参与体内核酸代谢、能量代谢和蛋白质合成，提高辅酶 A 的活性，使处于低能缺氧状态下的组织细胞继续进行代谢。用于白细胞减少症、**血小板减少症**及各种急慢性肝炎的辅助治疗。

4. 腺嘌呤为核酸组成成分，参与 DNA 和 RNA 合成，当白细胞缺乏时**可促进白细胞增生**。

5. 腺嘌呤可治疗多种原因引起的白细胞减少，特别是肿瘤化疗、放疗及**苯类物质中毒**所造成的白细胞减少，以及多种原因引起的急性中性粒细胞减少症。

6. 小檗胺可促进造血功能，增加**末梢白细胞**数量。用于防治肿瘤化疗、放疗引起的白细胞减少症，苯中毒、放射性物质引起的白细胞减少症。

7. 粒细胞计数减少可有遗传性、家族性、获得性等，其中获得性占多数。药物、放射线、感染、毒素等均可使粒细胞减少，其中以药物引起者最为常见，包括磺胺药、非甾体抗炎药、抗生素、**抗甲状腺药**、免疫抑制剂、抗肿瘤药、组胺 H_2 受体阻断剂和质子泵抑制剂。

8. 腺嘌呤需连续使用**1 个月**左右才能显效。

9. 非格司亭不宜与**抗肿瘤药**联合应用，需在化疗停止后 1~3 日应用。

10. 非格司亭应在化疗药给药结束后**24~48 小时**开

始使用。

11. 瘤患者使用骨髓抑制性化疗药时，注射非格司亭有助于预防中性粒细胞减少症的发生，减轻中性粒细胞减少的程度，缩短中性粒细胞缺乏症的持续时间，加速粒细胞数的恢复，从而减少<u>合并感染发热</u>的危险性。

历年考题

【X型题】缓解非格司亭所致骨痛，可选择的药品有（　　）【2016年真题】

A. 碳酸钙　　　　　　B. 布洛芬
C. 腺嘌呤　　　　　　D. 对乙酰氨基酚
E. 葡萄糖酸钙

【考点提示】BD。对乙酰氨基酚或非甾体抗炎药治疗非格司亭所致的骨痛是有效的；用解热镇痛药治疗引起的发热、头痛、肌痛也有效。

第七章 利尿剂与泌尿系统疾病用药

第一节 利尿剂

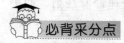

必背采分点

1. **利尿剂**是一类作用于肾脏,促进体内 Na^+、Cl^- 等电解质和水的排泄,增加尿量,消除水肿的药物。

2. 袢利尿剂,又称**高效利尿剂**。

3. 噻嗪类和类噻嗪类利尿剂,又称**中效利尿剂**。

4. 留钾利尿剂,又称**低效利尿剂**。

5. 碳酸酐酶抑制剂,代表药有**乙酰唑胺**。

6. 袢利尿剂主要作用于髓袢升支粗段,利尿作用强,其代表药物是**呋塞米**。

7. 布美他尼具有**高效、低毒、速效、短效**的特点,其最大利尿效应与呋塞米相同,但利尿的效价则是呋塞米的40倍。

8. 袢利尿剂静脉给药起效较快,通常不足**10 分钟**

后生效,维持时间除托拉塞米较长外,其余均较短,通常为 2 小时。

9. 袢利尿剂与噻嗪类等其他利尿剂比较,利尿作用最强,用于噻嗪利尿剂无效或不耐受时,特别是当**急、慢性肾衰竭**(肌酐清除率 < 30mL/min)时,可作为首选治疗。

10. 袢利尿剂用于高血压的治疗,是**明显液体潴留心力衰竭**的首选治疗药。

11. 耳毒性常发生于袢利尿剂快速**静脉注射**,而采取口服给药发生率最低。

12. 利尿剂和尿酸经有机酸分泌途径排出时相互竞争,长期用药时多数患者可出现**高尿酸血症**,但临床痛风的发生率较低。

13. 阿米洛利用于治疗水肿性疾病,亦可用于**难治性低钾血症**的辅助治疗。

14. 袢利尿剂与氨基糖苷类抗生素和第一、二代头孢菌素类以及顺铂合用,可加重**耳毒性**。

15. 袢利尿剂与巴比妥类、麻醉药和麻醉性镇痛药合用,可促进**体位性低血压**的发生。

16. 袢利尿剂与非甾体抗炎药、苯妥英钠、青霉胺合用,可**减弱**本品的利尿作用。

17. 袢利尿剂可减弱磺酰脲类促进胰岛素分泌药的

降血糖作用。

18. 袢利尿剂可诱发强心苷类和延长动作电位时程的抗心律失常药发生**心律失常**。

19. 乙酰唑胺口服，成人，用于开角型青光眼，首剂**250mg**，一日1~3次。

20. 利尿剂抵抗出现于肾功能不全时，使用的**高效利尿剂**增大剂量可减少抵抗。

21. 呋塞米用于预防急性肾衰竭，用于各种原因导致的肾脏血流灌注不足，如失水、休克、中毒、麻醉意外及循环功能不全等。在纠正血容量不足的同时及时应用，可减少**急性肾小管坏死**的机会。

22. 呋塞米可以引起**光敏反应**。

23. 布美他尼用于预防**急性肾衰竭**，用于各种原因导致的肾脏血流灌注不足，如失水、休克、中毒、麻醉意外及循环功能不全等。在纠正血容量不足的同时及时应用，可减少急性肾小管坏死的机会。

24. 布美他尼口服，用于水肿性疾病，成人，初始剂量一次0.5~2mg，一日1次，最大剂量一日**10~20mg**。

25. 噻嗪类是临床广泛应用的一类口服利尿剂和**抗高血压药**。

26. 吲达帕胺、氯噻酮（氯酞酮）、美托拉宗等，它们虽无噻嗪环但有磺胺结构，它们的利尿作用机制与噻嗪类相似,故称为**噻嗪样作用利尿剂**。

27. **利尿剂**是唯一能够充分控制心力衰竭患者液体潴留的药物,适用于所有曾有或现有液体潴留证据的心力衰竭患者。

28. 噻嗪类利尿剂仅适用于有**轻度液体潴留**、伴有高血压而肾功能正常的患者。

29. 乙酰唑胺是**碳酸酐酶抑制剂**。

30. 噻嗪类药很少经肝脏代谢,主要以**原型药物从肾小管**排泄。

31. 丙磺舒、青霉素、吲哚美辛等有机酸类药均可**延长**噻嗪类药物的作用时间。

32. 噻嗪样作用利尿剂药物的起效时间、达峰时间与氢氯噻嗪相似,但作用的维持时间则**更长**。

33. 肾衰竭患者使用碳酸酐酶抑制剂后可引起蓄积,造成**中枢神经系统毒性**。

34. **低钾血症**是噻嗪类利尿剂剂量相关不良反应之一,严重时可导致恶性心律失常甚至心脏性猝死。

35. 碳酸酐酶抑制剂与枸橼酸钾合用,能控制眼压,而且能防止**尿结石**的发生和复发。

36. 噻嗪类利尿剂能干扰尿酸排出,使血尿酸水平升高,但通常不会导致**尿酸蓄积**。

37. 氢氯噻嗪用于水肿性疾病、高血压、**中枢性或**

肾性尿崩症、肾石症（预防含钙盐成分形成的结石）。

38. 碳酸酐酶抑制剂与促肾上腺皮质激素、糖皮质激素，尤其与盐皮质激素合用，可致严重的**低血钾**。

39. 留钾利尿剂在集合管和远曲小管产生拮抗**醛固酮**的作用。

40. 乙酰唑胺各种类型**青光眼急性发作**时的短期控制，是一种有效降低眼压的辅助药物。

41. 螺内酯的利尿作用弱，起效缓慢而持久，服后1日起效，**2~4日**达最大效应。

42. 螺内酯利尿作用与体内**醛固酮的浓度**有关。

43. 坎利酸钾作用机制与螺内酯相同，但是利尿作用**稍弱**。

44. **阿米洛利**为保钾利尿剂作用最强的药物。

45. 螺内酯与 ACEI 或补钾药合用，可使发生**高血钾**的危险增加。

46. **阿司匹林**可以减弱螺内酯利尿作用。

47. 氨苯蝶啶与吲哚美辛合用，可引起**急性肾衰竭**。

48. 氨苯蝶啶与 ACEI 联合应用，可以增加**高钾血症**的危险。

49. 碳酸酐酶抑制剂与甘露醇或尿素合用，在增强降低眼压作用的同时可**增加**尿量。

50. 氨苯蝶啶用于慢性心力衰竭、肝硬化腹水、肾病综合征、糖皮质激素治疗过程中发生的水钠潴留、特发性水肿，亦用于对**氢氯噻嗪**或螺内酯无效者。

历年考题

【A型题】1. 长期使用可使血钾水平升高的药品是（　　）【2015年真题】

　　A. 氨苯蝶啶　　　　B. 呋塞米
　　C. 吲达帕胺　　　　D. 乙酰唑胺
　　E. 氢氯噻嗪

【考点提示】A。使用氨苯蝶啶十分常见高钾血症，尤其是单独用药、进食高钾饮食、与钾剂或含钾药如青霉素钾等合用，以及存在肾功能损害、少尿、无尿时。即使与噻嗪类利尿剂合用，高钾血症的发生率仍可达8.6%~26%，且常以心律失常为首发表现，故用药期间必须密切随访血钾和心电图。

【A型题】2. 利尿作用较弱，具有排钠留钾作用，可用于慢性心力衰竭治疗的利尿剂是（　　）【2015年真题】

　　A. 呋塞米　　　　　B. 螺内酯
　　C. 乙酰唑胺　　　　D. 氢氯噻嗪
　　E. 甘露醇

【考点提示】B。螺内酯为留钾利尿剂，利尿作用弱，起效缓慢而持久，螺内酯具有抑制心肌纤维化和改善血管内皮功能异常、增加 NO 生物活性的作用，使心力衰竭者获益。

【A 型题】3. 利尿作用极弱，具有降低眼内压作用，可用于青光眼治疗的利尿剂是( )【2015 年真题】

A. 呋塞米　　　　B. 螺内酯
C. 乙酰唑胺　　　D. 氢氯噻嗪
E. 甘露醇

【考点提示】C。利尿作用弱而持久，4 天后作用消失。主要用于治疗青光眼，减少房水的生成，降低眼内压，对多种类型的青光眼有效，是乙酰唑胺应用最广的适应证。

第二节　抗前列腺增生症药

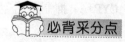

必背采分点

1. 良性前列腺增生症的治疗药主要有 α_1 受体阻断剂、**5α 还原酶抑制剂**、植物制剂等。

2. 目前使用的第二代 α_1 受体阻断剂有哌唑嗪、**特拉唑嗪**、多沙唑嗪和阿夫唑嗪。

3. 坦洛新和西洛多辛属于第三代 α_1 受体阻断剂，

比第二代具有更好的对前列腺 α_1 受体的**选择性**。

4. 除**哌唑嗪**的血浆半衰期较短,每日需给药 2~3 次外,其他药物的半衰期均超过 10 小时,每日仅需给药 1 次,使用更加方便。

5. 多沙唑嗪和阿夫唑嗪都有缓释制剂用于临床,一日 1 次给药,首剂就可以使用**治疗全量**,方便临床使用。

6. 度他雄胺用于治疗和控制**良性前列腺增生症**。

7. 非那雄胺和依立雄胺为 Ⅱ 型 5α 还原酶抑制剂,度他雄胺为 **Ⅰ 型和 Ⅱ 型 5α 还原酶的双重抑制剂**。

8. 非那雄胺能够促进头发生长,临床上用于治疗**雄激素源性脱发**。

9. 植物制剂临床使用最多的药物是普适泰,现在已广泛地应用于 BPH 等**前列腺疾病**的治疗。

10. α_1 受体阻断剂常见**体位性低血压(很少伴有晕厥)**,少见心悸、心动过速、外周性水肿。

11. α_1 受体阻断剂与西咪替丁等 CYP3A4 抑制剂合用时代谢减少。血浆药物浓度**升高**。

12. 与高血压、糖尿病、痛风一样,抗前列腺增生症(BPH)药物治疗是**不可**治愈的。

13. 特拉唑嗪用于**轻度**或**中度高血压**治疗。

14. 建议特拉唑嗪不用于有**排尿晕厥史**的患者。

15. 首次用药、剂量增加时或停药后重新用药会发生眩晕、轻度头痛或瞌睡，一般连续用药阶段不会再发生该反应。

16. 坦洛新用于前列腺增生引起的**排尿障碍**。

17. 妊娠期妇女不能触摸非那雄胺的碎片和裂片，否则对**男性胎儿**有影响。

历年考题

【A型题】1. 患者，男，55岁，诊断为良性前列腺增生症，服用非那雄胺片治疗，最有可能发生与用药相关的不良反应是（　　）【2016年真题】

　A. 体位性低血压　　B. 心悸

　C. 性欲减退　　　　D. 脱发

　E. 血压升高

【考点提示】C。5α还原酶抑制剂有非那雄胺、度他雄胺和依立雄胺。典型不良反应可引起性欲减退（6.4%）、阳痿（8.1%）、射精障碍（0.8%）、射精量减少（3.7%）等，发生率高于安慰剂。

【B型题】(2~3题共用题干)【2016年真题】

　A. 酚妥拉明　　　　B. 度他醇胺

　C. 普适秦　　　　　D. 特拉唑嗪

　E. 肾上腺素

2. 属于 α_1 受体阻断剂的抗良性前列腺增生症的药品是（　　）

3. 属于 5α 受体还原酶抑制剂的抗良性前列腺增生症的药品是（　　）

【考点提示】D、B。目前使用的第二代 α_1 受体阻断剂有哌唑嗪、特拉唑嗪、多沙唑嗪和阿夫唑嗪。5α 还原酶抑制剂有非那雄胺、度他雄胺和依立雄胺。

第三节　治疗男性勃起功能障碍药

必背采分点

1. 丙酸睾酮用于乳腺癌治疗时，治疗**3 个月内**应有效果，若病情发展，应立即停药。

2. 西地那非、伐地那非和他达拉非这三个药物口服给药后都可以迅速吸收，**30～60 分钟**后达到血浆峰浓度。

3. 西地那非和伐地那非为脂溶性药物，**食物**可以影响它们的吸收时间。

4. PDE5 抑制剂作为性生活需要时服用的**一次性**治疗药，均可在性生活前 1 小时左右服用，服用后需要足够的性刺激才能起效。

5. PDE5 抑制剂具有**轻度降低血压**的作用，如与硝酸酯类药物同时服用，可能显著降低血压引起心血管危险，因此均禁忌配伍使用。

6. 口服西地那非或伐地那非后的 24 小时内、服用他达拉非后的 48 小时内禁用**硝酸酯类药**。

7. 西地那非用于**勃起功能障碍**。

8. 西地那非口服，18 岁以上成人首次剂量**50mg**，在性生活前 1 小时左右服用，根据药效反应，可以对单次剂量进行调整，一般剂量范围为 25～100mg。

9. 伐地那非用于**勃起功能障碍**。

10. 伐地那非 18 岁以上成人首次剂量**10mg**，在性生活前 25～60 分钟（4～5 小时也可）服用。

11. 他达拉非用于**勃起功能障碍**。

12. 他达拉非成年人推荐剂量为**10mg**，在进行性生活前服用，不受进食的影响。

13. 用于勃起功能障碍（ED）治疗的雄激素主要有十一酸睾酮胶丸、注射液和**贴剂**等。

14. 睾酮与环孢素、抗糖尿病药、甲状腺素或抗凝血药（华法林）合用，能增强它们的活性，但同时也增强其**毒性**。

15. 睾酮与神经肌肉阻滞剂合用，对后者有**拮抗作用**。

16. 丙酸睾酮属于短效药，须一周给药**3**次，环戊丙酸睾酮或庚酸睾酮可以每隔 2、4 或 6 周给药 1 次。

17. 十一酸睾酮用于男性原发性、继发性**性腺功能减退**的替代治疗等。

18. 丙酸睾酮用于原发性或继发性男性性功能减退、男性青春期发育迟缓及绝经期后女性晚期乳腺癌的**姑息性治疗**。

历年考题

【A型题】1. 血浆半衰期较短的治疗阴茎勃起功能障碍的5型磷酸二磷脂抑制剂的是(　　)【2015年真题】

A. 他达拉非　　　　B. 甲睾酮
C. 西地那非　　　　D. 丙酸睾酮
E. 非那雄胺

【考点提示】C。西地那非和伐地那非半衰期为3~5小时。

【A型题】2. 血浆半衰期较长的治疗阴茎勃起功能障碍的5型磷酸二磷脂抑制剂的是(　　)【2015年真题】

A. 他达拉非　　　　B. 甲睾酮
C. 西地那非　　　　D. 丙酸睾酮
E. 非那雄胺

【考点提示】A。他达拉非半衰期约为18小时。

第八章 内分泌系统疾病用药

第一节 肾上腺糖皮质激素

1. 糖皮质激素具有抗炎、免疫抑制、**抗毒素**、抗休克等作用。

2. 甲泼尼龙静脉注射、静脉滴注或肌内注射,用于危重疾病的急救用药,推荐剂量一次**30mg/kg**,静脉给药时间不得少于 30 分钟。

3. 苯巴比妥、苯妥英钠、卡马西平、利福平等肝药酶诱导剂可**加快**糖皮质激素代谢。

4. 糖皮质激素与水杨酸盐(如阿司匹林)合用更易致**消化性溃疡**。

5. 儿童长期使用糖皮质激素可能造成儿童生长迟缓和**肾上腺皮质功能受抑制**。

6. 临床应用外源性糖皮质激素可遵循**内源性分泌节**

律进行。

7. 氢化可的松用于治疗合成糖皮质激素所需酶系缺陷所致的**各型肾上腺皮质增生症**。

8. 地塞米松用于过敏性、**炎症性**与自身免疫性疾病。

9. 地塞米松静脉滴注，用于各种危重病例的抢救，一次**2~20mg**，每隔 2~6 小时重复给药，直至病情稳定。

10. 泼尼松用于**过敏性**与自身免疫性炎症性疾病。

11. 泼尼松用于急性淋巴性白血病及恶性淋巴瘤，一日**60~80mg**，待症状缓解后减量。

12. 泼尼松龙用于过敏性与**自身免疫性**炎症性疾病。

13. 泼尼松龙无须经**肝脏转化**可直接发挥效应。

14. 急性化脓关节炎者不宜进行**关节内注射**。

15. 甲泼尼龙用于血管炎，哮喘发作，严重急性感染，癌症化疗引起的呕吐，危重型系统性红斑狼疮，重症多肌炎，皮肌炎；还可用于**器官移植的抗排异**反应。

16. 甲泼尼龙治疗期间不应接种天花疫苗，以免引起**神经系统并发症**。

17. **曲安奈德**用于各种皮肤病（如神经性皮炎、湿疹、牛皮癣等）、过敏性鼻炎、关节痛、支气管哮喘、肩周炎、腱鞘炎、滑膜炎、急性扭伤、风湿性关节炎、慢性腰腿痛及眼科炎症等。

18. 曲安奈德不宜作**静脉注射**，使用前应将药瓶充分摇匀，使药液成均匀悬浮液。关节腔内注射可能引起关节损害。

19. 曲安奈德长期用于眼部可引起**眼内压升高**。

历年考题

【A型题】1. 长期应用不但加速自身代谢，而且可加速其他合用药物代谢的肝药酶诱导剂是（　　）【2016年真题】

A. 苯巴比妥　　　B. 地西泮
C. 唑吡坦　　　　D. 佐匹克隆
E. 阿普唑仑

【考点提示】A。苯巴比妥、苯妥英钠、卡马西平、利福平等肝药酶诱导剂可加快糖皮质激素代谢。

【A型题】2. 某些慢性疾病使用泼尼松长期治疗，为减少外源性激素对下丘脑－垂体－肾上腺皮质轴的抑制，推荐的给药时间是（　　）【2016年真题】

A. 上午8时左右　　B. 中午12时左右
C. 下午4时左右　　D. 晚餐前
E. 睡前

【考点提示】 A。糖皮质激素一般剂量长期疗法：用于结缔组织病、肾病综合征、顽固性支气管哮喘、中心视网膜炎、各种恶性淋巴瘤、淋巴细胞性白血病等。一般开始用泼尼松 10~20mg 或等效的其他糖皮质激素，一日 3 次。产生疗效后，逐渐减至最小维持量，持续数月。对于已用糖皮质激素控制的某些慢性病，可改用隔日给药，即把 48 小时用量在早晨 8 时一次服用，这样对下丘脑、垂体、肾上腺皮质抑制较轻，不良反应较少。

【A 型题】 3. 属于糖皮质激素禁忌证的是（　　）**【2015 年真题】**

A. 严重高血压　　B. 过敏性皮炎
C. 再生障碍性贫血　　D. 类风湿性关节炎
E. 血管神经水肿

【考点提示】 A。严重精神病或癫痫病史者、活动性消化性溃疡病或新近胃肠吻合术者、骨折患者、创伤修复期患者、角膜溃疡者、肾上腺皮质功能亢进者、严重高血压及糖尿病患者禁止使用糖皮质激素。妊娠早期妇女，抗菌药物不能控制的感染如水痘、真菌感染者，未能控制的结核、细菌和病毒感染者，均禁用糖皮质激素。

【A 型题】4. 糖皮质激素的禁忌证包括（　　）
【2015 年真题】

A. 活动性消化性溃疡

B. 严重精神病或癫痫

C. 严重 2 型糖尿病

D. 未能控制的细菌、病毒或真菌感染

E. 系统性红斑狼疮

【考点提示】ABCD。参见上一题考点提示。

第二节　雌激素

1. 生理性的雌激素（主要指雌二醇）来源于卵泡内膜细胞和**卵泡颗粒细胞**。

2. 雌激素的受体分布在子宫、阴道、乳房、盆腔（韧带与结缔组织）及**皮肤**、膀胱、尿道、骨骼和大脑。

3. 雌激素对子宫内膜和**平滑肌**的代谢有明显促进作用。

4. 雌激素可以降低血管通透性，**降低**血清胆固醇。

5. 对 50~59 岁的女性而言，雌激素能降低发生**心肌梗死**的风险。

6. 卡马西平、苯巴比妥、苯妥英钠、扑米酮、利福平等肝药酶 CYP3A 诱导剂会加快雌二醇、己烯雌酚的代谢，**减低**雌激素活性。

7. 雌二醇用于卵巢功能不全或卵巢激素不足引起的各种症状，主要是功能性子宫出血、**原发性闭经**、绝经期综合征及前列腺癌等。

8. 雌二醇凝胶剂禁用于**乳房**、外阴和阴道黏膜。

9. 戊酸雌二醇口服用于缓解绝经后更年期症状、卵巢切除后及非癌性疾病放疗性去势的雌激素缺乏引起的症状。与孕激素类药物合用，可作**避孕药**。

10. 戊酸雌二醇口服，每天 1～2mg，连续 21 天，停服**1 周**后开始下一疗程。

11. 炔雌醇用于**月经紊乱**，如闭经、月经过少、功能性子宫出血、绝经期综合征、子宫发育不全、前列腺癌等。也作口服避孕药中常用的雌激素成分。

12. 雌三醇用于绝经后妇女因**雌激素缺乏**而引起的泌尿生殖道萎缩和萎缩性阴道炎。

13. 尼尔雌醇用于雌激素缺乏引起的绝经期或**更年期综合征**。

14. 尼尔雌醇口服，一次 5mg，一个月 1 次。症状改善后维持量为一次 1～2mg，一个月 2 次，**3 个月**为 1 疗程。

第三节 孕激素

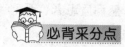

1. 孕激素主要由卵巢的黄体细胞分泌,以**孕酮(黄体酮)**为主。

2. **天然孕激素黄体酮(孕酮)及其合成衍生物**,如醋酸甲羟孕酮、炔孕酮、环丙孕酮主要用于不孕症、先兆流产及习惯性流产、子宫内膜异位、功能性子宫出血、闭经、更年期综合征、骨质疏松等。

3. 炔诺酮、炔诺孕酮、甲地孕酮、己酸羟孕酮等除用于一般孕激素适应证外,还是目前常用的**避孕药**。

4. 甲羟孕酮是作用**较强**的孕激素,无雌激素活性,口服和注射均有效。

5. 炔孕酮为**口服**有效的孕激素,其作用与黄体酮相似。

6. 环丙孕酮的抗雄激素作用**很强**,也有孕激素活性。

7. 地屈孕酮**口服**有效,吸收好,具有很好的调节月经作用,不影响排卵,也不会导致嗜睡等不良作用。

8. 地屈孕酮**不影响**体重、糖耐量、血压、血脂、凝血功能和肝功能。

9. 黄体酮禁用于**肝功能不全**、不明原因阴道出血、动脉疾患高危患者和乳腺癌患者。

10. 环丙孕酮禁用于肝病患者、恶病质患者、严重抑郁者、**未发育青年人**、有血栓史患者。

11. 普美孕酮和诺美孕酮禁用于**肝病**患者。

12. **黄体酮**用于习惯性流产、痛经、经血过多或血崩症、闭经等。

13. **口服大剂量**也用于黄体酮不足所致疾患,如经前综合征、排卵停止所致月经紊乱、良性乳腺病、围绝经期激素替代疗法。

14. 黄体酮用于习惯性流产,一次 10~20mg,一日 1 次,或一周 2~3 次,一直用到妊娠**第 4 个月**。

15. 甲羟孕酮于痛经、功能性闭经、功能性子宫出血、先兆流产或习惯性流产、子宫内膜异位症等。大剂量可用作**长效避孕针**。

16. 甲羟孕酮用于避孕,肌内注射,每 3 个月 1 次 **150mg**,于月经来潮第 2 日到第 7 日内注射。

第四节 避孕药

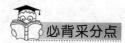
必背采分点

1. 服避孕药初期少数人出现轻度类早孕反应，如恶心、头晕、无力、食欲减退、疲倦等。常在服药第**1~2周**发生。

2. 如出现恶心、呕吐等，是避孕药中的**雌激素刺激胃黏膜**所引起，是一种暂时性现象。

3. 个别人口服避孕药后，可出现月经失调现象，轻者**无须**治疗。

4. 经量增多，经期延长，常发生于**服长效口服避孕药**者，出血较多时可用止血药，必要时注射丙酸睾酮。

5. 短效避孕药是最受推荐的常规避孕方式，因为它的剂量小，人体很快就能代谢掉，尤其是**第四代**副作用小，还可预防某些妇科肿瘤，对女性健康有益。

6. 紧急避孕药也叫**事后避孕药**，是指在无防护性生活或避孕失败后的一段时间内，为了防止妊娠而采用的避孕方法。

7. 紧急避孕药分两种，第一种是**左炔诺孕酮** 0.75mg，服用方法是在无防护性性生活或避孕失败 72 小时以内，服药越早，预防妊娠效果越好。第二种是抗孕激素米非司酮。

8. 复方甲地孕酮注射液和**复方庚酸炔诺酮注射液**也属于长效避孕药。

9. 皮下埋植剂：含有**左炔诺孕酮的硅胶棒**植入皮下，于月经第 7 日内在上臂内侧植入。可以避孕 5 年。

历年考题

【A 型题】不属于口服避孕药所致不良反应的是（ ）【2016 年真题】

A. 突破性出血

B. 低钙血症

C. 增加血栓栓塞性疾病风险

D. 月经失调

E. 体重增加

【考点提示】B。避孕药的典型不良反应：①类早孕样反应；②胃肠道反应；③月经失调；④突破性出血；⑤体重增加；⑥妊娠斑；⑦增加血栓栓塞性疾病风险。

第五节　蛋白同化激素

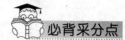

1. 目前临床应用的同化激素有苯丙酸诺龙和**司坦唑醇**等。

2. 苯丙酸诺龙的蛋白同化作用为丙酸睾酮的**12倍**，雄激素活性仅为其1/2，分化指数为8。

3. 司坦唑醇的蛋白同化作用较强，为甲睾酮的**30倍**，雄激素活性仅为其1/4，分化指数为120。

4. 司坦唑醇与环孢素合用可增加后者**中毒**的风险。

5. 司坦唑醇与华法林合用有增加**出血**的可能。

6. 蛋白同化激素可**降低**血糖水平。

7. 苯丙酸诺龙长期使用后可能引起**黄疸**及肝功能障碍。

8. 司坦唑醇用于防治遗传性血管神经性水肿、慢性消耗性疾病、重病及术后体弱消瘦、年老体弱、骨质疏松症、儿童发育不良、再生障碍性贫血、白细胞减少症、血小板减少症、高脂血症等；尚可用于防治长期使用皮质激素引起的**肾上腺皮质功能减退症**。

第六节 甲状腺激素及抗甲状腺药

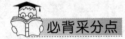

必背采分点

1. 丙硫氧嘧啶可能使抗凝血药作用**降低**。

2. 体内甲状腺素水平低下会致**甲状腺功能减退症（简称甲减）**。

3. 甲状腺激素药（甲状腺片、左甲状腺素钠、左旋三碘甲腺原氨酸）主要用于治疗甲减、单纯性甲状腺肿及甲状腺癌手术后导致甲减的辅助治疗，亦可用于诊断**甲状腺功能亢进**的抑制试验。

4. 患非甲状腺功能减退性心力衰竭和**快速型心律失常**者、对甲状腺激素过敏者禁用甲状腺激素。

5. 甲状腺功能减退症治疗以口服甲状腺片或**左甲状腺素**为主。

6. 左甲状腺素的吸收易受饮食中钙、铁等金属离子的影响，应在**晨起空腹**服用全天的左甲状腺素钠。

7. 左甲状腺素用于**甲状腺激素缺乏**的替代治疗。

8. 甲状腺片用于甲状腺功能减退症的治疗，包括甲减引起的**呆小症**及黏液性水肿等。

9. 血循环中甲状腺激素过多而引起的以神经、循环、消化等系统兴奋性增高和代谢亢进为主要表现的一组临床综合征，称为**甲状腺毒症**。

10. 由于甲状腺腺体本身功能亢进，合成和分泌甲状腺激素增加所导致的甲状腺毒症称为**甲状腺功能亢进症**。

11. 能消除甲亢症状的药物被称为抗甲状腺药，临床上常用的抗甲状腺药有丙硫氧嘧啶、**甲巯咪唑**、卡比马唑及碘制剂。

12. **丙硫氧嘧啶**不能直接对抗甲状腺激素，待已生成的甲状腺激素耗竭后才能产生疗效。

13. 甲巯咪唑作用较丙硫氧嘧啶**强**，且奏效快而代谢慢，维持时间较长。

14. 卡比马唑在体内逐渐水解，游离出甲巯咪唑而发挥作用，故作用开始较慢、维持时间较长。在疗效与不良反应方面优于其他硫脲类药，但不适用于**甲状腺危象**。

15. 小剂量碘剂作为供碘原料以合成甲状腺素，纠正原来垂体促甲状腺素分泌过多，而使肿大的甲状腺缩小。可治疗**地方性甲状腺肿**。

16. 硫脲类抗甲状腺药之间存在**交叉过敏反应**。

历年考题

【A 型题】1. 可引起胰岛素自身免疫综合征的抗甲

状腺药是（　　）【2015年真题】

A. 卡比马唑片　　　B. 复方碘口服液

C. 甲硫咪唑片　　　D. 甲状腺片

E. 丙硫氧嘧啶片

【考点提示】C。甲硫咪唑片可引起胰岛素自身免疫综合征，自发产生胰岛素自身抗体，多在治疗后2~3个月发生。

【A型题】2. 可引起中性粒细胞浆抗体相关性血管炎的抗甲状腺药是（　　）【2015年真题】

A. 卡比马唑片　　　B. 复方碘口服液

C. 甲硫咪唑片　　　D. 甲状腺片

E. 丙硫氧嘧啶片

【考点提示】E。丙硫氧嘧啶常见关节痛、白细胞和粒细胞计数减少、中性粒细胞浆抗体相关性血管炎、脉管炎。

第七节　胰岛素及胰岛素类似物

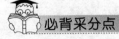

必背采分点

1. 胰岛素可增加葡萄糖的利用，加速葡萄糖的无氧酵解和有氧氧化，促进肝糖原和肌糖原的合成和贮存，抑制糖原分解和糖异生，因而能使血糖**降低**。

2. 胰岛素主要用于糖尿病，特别是 **1 型糖尿病**的治疗，可用于纠正细胞内缺钾。

3. 根据胰岛素来源可分为人胰岛素、牛胰岛素和**猪胰岛素**。

4. 根据制备工艺可将胰岛素分为：由动物胰腺提取、半合成或全合成胰岛素、**胰岛素类似物**。

5. 超短效胰岛素：门冬胰岛素、赖脯胰岛素，其优点是和常规胰岛素相比，皮下注射吸收较人胰岛素快**3 倍**，起效迅速，持续时间短，能更加有效地控制餐后血糖。

6. 短效胰岛素：短效胰岛素目前主要有动物来源和**重组人胰岛素**两种来源。外观为无色透明溶液，可在病情紧急情况下静脉输注，又称为"可溶性胰岛素""常规胰岛素""中性胰岛素"。

7. 中效胰岛素：最常见的是**低精蛋白锌胰岛素**。

8. 长效胰岛素：最常见的是**精蛋白锌胰岛素**。

9. 超长效胰岛素：甘精胰岛素和**地特胰岛素**。

10. 预混胰岛素：即"双时相胰岛素"，是指含有两种胰岛素的混合物，可同时具有**短效和长效**胰岛素的作用。

11. 胰岛素类似物目前已经用于临床的有赖脯胰岛素、**门冬胰岛素**、甘精胰岛素和地特胰岛素等。

12. 赖脯胰岛素是将人胰岛素的 B28 和 B29 位的脯氨酸和赖氨酸的顺序转换，它属于**超短效胰岛素**，也可与精蛋白结合作为中效制剂。

13. 口服抗凝血药、水杨酸盐、磺胺类药、甲氨蝶呤可与胰岛素竞争血浆蛋白，**增强**胰岛素的作用。

14. 蛋白同化激素能降低葡萄糖耐量，**增强**胰岛素的作用。

15. 肾上腺皮质激素、甲状腺素、生长激素能升高血糖，合用时能对抗胰岛素的**降血糖作用**。

16. 使用纯度不高的动物胰岛素易出现注射部位皮下脂肪**萎缩或肥厚**。

17. 混悬型胰岛素注射液禁用于**静脉注射**。

18. 已开始使用的胰岛素注射液可在室温（最高 25℃）最长保存 **4~6 周**。

19. 胰岛素用于轻度、中度经饮食和**口服降血糖药**治疗无效者。

20. 低精蛋白锌胰岛素可于**睡前或早餐前**一日 1 次给药，或于早晚一日 2 次给药。

21. 精蛋白锌胰岛素用于糖尿病控制血糖，一般和**短效胰岛素**配合使用，提供胰岛素的日基础用量。

22. 精蛋白锌胰岛素皮下注射，于**早餐前 0.5 小时**注射 1 次，剂量根据病情而定，一日用量一般为 10~20U。

23. 门冬胰岛素用于控制餐后血糖，也可与**中效胰岛素**合用控制晚间或晨起高血糖。

24. 由于超短效胰岛素比普通胰岛素起效快，持续作用时间短，所以一般须紧邻餐前注射，用药**10 分钟内**须进食含碳水化合物的食物。

25. 赖脯胰岛素用于控制**餐后血糖**，也可与中效胰岛素合用控制晚间或晨起高血糖。

26. 赖脯胰岛素皮下注射，于三餐前 15 分钟至进餐开始时皮下注射 1 次，根据血糖情况调整剂量；可与**中效胰岛素**合用控制晚间或晨起高血糖。

27. 甘精胰岛素用于**基础胰岛素**替代治疗。一般也和短效胰岛素或口服降糖药配合使用。

第八节　口服降糖药

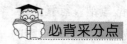

1. 磺酰脲类药属于**促胰岛素分泌剂**，药理作用是通过刺激胰岛 β 细胞分泌胰岛素，增加体内的胰岛素水平而降低血糖。

2. 目前在我国应用的磺酰脲类药主要为格列本脲、格列美脲、**格列齐特**、格列吡嗪和格列喹酮。

3. 磺酰脲类药如使用不当可致低血糖,尤其是老年患者和肝、肾功能不全者;磺酰脲类药还可致体重<u>增加</u>。

4. 格列本脲是<u>第二代</u>磺酰脲类口服降糖药。

5. 罗格列酮起效缓慢,需要治疗**8~12周**后评价疗效和调整剂量。

6. 格列吡嗪口服吸收快,血浆半衰期**2~4小时**,持续作用时间约24小时。其代谢物无活性,由肾排出。

7. 格列齐特口服达峰时间为<u>**2~6小时**</u>,血浆半衰期为10~12小时,大部分在肝脏代谢,代谢产物无显著降糖活性,主要由肾脏排出。

8. 格列喹酮口服吸收快,**2~3小时**血浆药物浓度达峰,持续时间可达8小时,血浆半衰期为1~2小时。

9. 目前国内上市的GIP-1受体激动剂为艾塞那肽和利拉鲁肽,均需<u>皮下注射</u>。

10. 格列吡嗪应慎与磺胺药、碳酸氢钠、氢氧化镁、西咪替丁、雷尼替丁合用,这些药物可影响格列吡嗪的<u>降糖</u>作用。

11. 利拉鲁肽血浆半衰期12~14小时,一日1次皮下给药就能起到良好降糖作用。其血浆浓度达峰时间为

9~13 小时。

12. 磺酰脲类促胰岛分泌药存在"**继发失效**"的问题。

13. 对空腹血糖较高者宜选用长效的**格列齐特**和格列美脲。

14. 餐后血糖升高者宜选用**格列吡嗪**、格列喹酮。

15. 对轻、中度肾功能不全者，宜选用**格列喹酮**。

16. 对既往发生心肌梗死或存在心血管疾病高危因素者，宜选**格列美脲**、格列吡嗪，不宜选择格列本脲。

17. 在使用格列本脲时一定要注意不可过量，防止出现**持久低血糖**危及患者。

18. 促胰岛素分泌药须在**进餐前即刻或餐中**服用，因为服药后不进餐会引起低血糖。

19. 格列本脲用于**轻、中度 2 型糖尿病**的治疗。

20. 格列喹酮用于 **2 型糖尿病**。

21. 格列吡嗪用于经饮食控制及体育锻炼 2~3 个月疗效不满意的**轻、中度 2 型糖尿病**，但此类患者的胰岛 B 细胞尚有一定的分泌功能且无急性并发症，不合并妊娠，无严重的慢性并发症。

22. 格列齐特用于单用饮食疗法、运动疗法和减轻体重不足以控制血糖水平的**成人非胰岛素依赖型糖尿病**。

23. 格列齐特口服,缓释片首次建议剂量为一日**30mg**,于早餐时服用。

24. 格列美脲用于食物、运动疗法及减轻体重均不能满意控制血糖的**非胰岛素依赖型糖尿病**。

25. 格列奈类药物的常见副作用是低血糖和**体重增加**,但低血糖的风险和程度较磺酰脲类药物轻。

26. 那格列奈和瑞格列奈服药后起效时间分别为15分钟和**30分钟**。

27. 瑞格列奈无**肾脏功能不全**者使用的禁忌,同时在体内无蓄积,适用于老年和糖尿病肾病者。

28. 那格列奈与**利福平**合用应谨慎。

29. 非磺酰脲类促胰岛素分泌药与二甲双胍或仅葡萄糖苷酶抑制剂合用则有协同作用,易出现**低血糖**,即服糖果或饮食葡萄糖水可缓解。

30. 瑞格列奈用于**2型糖尿病**,与二甲双胍合用协同作用更好。

31. 乙醇可加重瑞格列奈导致的低血糖症状,并延长低血糖反应的持续时间。

32. 那格列奈可单独用于经饮食和运动不能有效控制高血糖的**2型糖尿病**。

33. 那格列奈**不适用于**对磺酰脲类降糖药治疗不理想的2型糖尿病患者。

34. 双胍类降糖代表药为苯乙双胍和二甲双胍，苯乙双胍导致**乳酸酸中毒**的风险大，已不在临床使用。

35. 二甲双胍作用较苯乙双胍**弱**。

36. 二甲双胍要**避免**与含碘造影剂、甲氧氯普胺、罗非昔布合用。

37. 二甲双胍**应慎**与依那普利、头孢氨苄等合用。

38. 二甲双胍是 2 型糖尿病患者的一线治疗药，既可以降低空腹血糖，也可改善**人体对胰岛素的敏感性**，减轻患者体重。

39. 多数患者开始使用时容易出现对二甲双胍的不耐受性，表现为**腹泻**和腹痛等。

40. 阿格列汀与磺酰脲类促胰岛素分泌药联合应用，可**增加**低血糖反应发生风险。

41. 国内上市的 α 葡萄糖苷酶抑制剂有**阿卡波糖**、伏格列波糖和米格列醇。

42. α 葡萄糖苷酶抑制剂的常见不良反应为胃肠道反应如腹胀、**排气**等。

43. α 葡萄糖苷酶抑制剂与地高辛合用时可**减少**地高辛的生物利用度，应及时调整地高辛的剂量。

44. 阿卡波糖配合饮食控制用于 2 型糖尿病；降低糖耐量异常者的**餐后血糖**。

45. 伏格列波糖用于改善糖尿病**餐后高血糖**。

46. 胰岛素增敏剂又称为**噻唑烷二酮类药**。

47. 西格列汀口服，单药治疗的推荐剂量为**100mg**，一日1次。

48. 有心力衰竭（心功能Ⅱ级以上）、活动性肝病或转氨酶升高超过正常上限2.5倍以及**严重骨质疏松**和骨折病史的患者应禁用胰岛素增敏剂。

49. 罗格列酮的口服生物利用度为**99%**，血浆达峰浓度时间为1小时，血浆半衰期为3~4小时。

历年考题

【A型题】1. 属于二肽基肽酶-4抑制剂的是（　）【2015年真题】

　　A. 阿卡波糖　　　　B. 二甲双胍
　　C. 罗格列酮　　　　D. 西格列汀
　　E. 格列吡嗪

【考点提示】D。二肽基肽酶-4抑制剂代表药有西格列汀、维格列汀、沙格列汀、利格列汀和阿格列汀。

【A型题】2. 属于α-葡萄糖苷酶抑制剂的是（　）【2015年真题】

　　A. 阿卡波糖　　　　B. 二甲双胍
　　C. 罗格列酮　　　　D. 西格列汀

E. 格列吡嗪

【考点提示】A。α-葡萄糖甘酶抑制剂主要药品是阿卡波糖。

【A型题】3. 属于胰岛素增敏剂的是(　　)**【2015年真题】**

A. 阿卡波糖　　　B. 二甲双胍
C. 罗格列酮　　　D. 西格列汀
E. 格列吡嗪

【考点提示】C。目前在我国上市的胰岛素增敏剂主要有罗格列酮和吡格列酮。

【A型题】4. 2型糖尿病伴轻、中度肾功能不全者适宜选用的降糖药是(　　)**【2015年真题】**

A. 瑞格列奈　　　B. 格列美脲
C. 二甲双胍　　　D. 普萘洛尔
E. 格列喹酮

【考点提示】E。2型糖尿病患者的药物包括磺酰脲药物，对轻、中度肾功能不全者，宜选用格列喹酮。

【A型题】5. 降糖作用迅速，被称为"餐时血糖调节剂"的降糖药是(　　)**【2015年真题】**

A. 瑞格列奈　　　B. 格列美脲
C. 二甲双胍　　　D. 普萘洛尔
E. 格列喹酮

【考点提示】 A。非磺酰脲类的胰岛素促泌剂有瑞格列奈、那格列奈和米格列奈。降糖速度亦快，无须餐前0.5小时服用，因而又称为"餐时血糖调节剂"。

【A型题】6. 单纯饮食控制及体育锻炼无效的2型糖尿病肥胖者首选的降糖药是(　　)【2015年真题】

A. 瑞格列奈　　　B. 格列美脲
C. 二甲双胍　　　D. 普萘洛尔
E. 格列喹酮

【考点提示】 C。二甲双胍首选用于单纯饮食控制及体育锻炼治疗无效的2型糖尿病，特别是肥胖的2型糖尿病。对磺酰脲类疗效较差的糖尿病患者与磺酰脲类口服降血糖药合用。

【C型题】(7~9题共用题干)

患者，男，66岁。体检时发现血糖高前来就诊，有磺胺药过敏史，体型肥胖。医师处方二甲双胍片(0.5g，tid)控制血糖。【2015年真题】

7. 二甲双胍片的适宜服用时间是(　　)

A. 餐前半小时　　B. 随餐服用
C. 餐后半小时　　D. 餐后2小时
E. 空腹服用

【考点提示】B。口服：从小剂量开始渐增，通常起始剂量为一次0.5g，一日2次；或1g，一日1次；随餐服用；可每周增加，或每2周增加0.85g，逐渐加至一日2g。

8. 该患者复诊发现糖耐量异常及餐后血糖升高，单药控制未达标，建议联合应用的降糖药是(　　)

A. 格列喹酮　　B. 格列苯脲
C. 胰岛素　　　D. 阿卡波糖
E. 罗格列酮

【考点提示】A。如单独使用二甲双胍治疗而血糖仍未达标，则可加用胰岛素促分泌剂或α葡萄糖苷酶抑制剂（二线治疗）。格列喹酮起效和餐后血糖上升高峰时间比较一致。

9. 联合用药应注意监测的主要不良反应是(　　)

A. 光敏反应
B. 低血糖反应
C. 糖尿病酮症酸中毒
D. 急性胰腺炎
E. 尿路感染

【考点提示】B。与二甲双胍合用会增加发生低血糖的危险性,所以应监测低血糖反应。

第九节 调节骨代谢与形成药

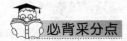 必背采分点

1. 骨化三醇的缺乏对于<u>肾性营养不良症</u>的形成起着关键的作用。

2. 对于手术后甲状旁腺功能低下和假性甲状旁腺功能低下,骨化三醇可缓解<u>低血钙</u>及其临床症状。

3. 对于绝经后及老年性骨质疏松症,骨化三醇能增加肠道钙的吸收,调节骨的矿化,刺激骨骼中成骨细胞活性,提高血清钙浓度,并减少<u>椎体骨折</u>的发生率。

4. 钙剂不良反应常见嗳气、<u>便秘</u>、腹部不适等。

5. 钙剂与维生素 D、避孕药、雌激素合用能<u>增加</u>钙的吸收。

6. 钙剂与含铝抗酸药同服,使铝的吸收<u>增多</u>。

7. 碳酸钙使苯妥英钠及四环素的吸收<u>减低</u>。

8. 钙剂和维生素 D 及其活性代谢物与噻嗪类利尿剂合用时,因增加肾小管对钙的重吸收,易发生<u>高钙</u>

血症。

9. 钙剂和维生素 D 及其活性代谢物与含钾药合用时，应注意**心律失常**。

10. 碳酸钙应**避免**与左甲状腺素钠、左氧氟沙星、环丙沙星、吉米沙星合用。

11. 骨化三醇和阿法骨化醇禁与维生素 D 合用，以避免可能发生的**高钙血症**。

12. 骨化三醇和阿法骨化醇与噻唑类利尿剂合用会增加**高钙血症**的危险。

13. 钙剂和维生素 D 及其活性代谢物与大剂量磷剂（如果糖二磷酸）合用，可诱发**高磷血症**。

14. 卡马西平、苯妥英钠、苯巴比妥和利福平等酶诱导剂可能会**增加**骨化三醇的代谢，降低骨化三醇的疗效。

15. 补钙以清晨和睡前各服用一次为佳，如采取一日 3 次的用法，最好是**于餐后 1 小时**服用，以减少食物对钙吸收的影响。

16. 正在或既往患有**静脉血栓栓塞性疾病**者禁用雷洛昔芬。

17. 补钙主要是增加**血液中的钙**，而并非直接进入骨骼中。

18. 维生素 D 中毒的早期体征与**高血钙**有关，包括衰弱、疲劳、乏力、头痛、恶心、呕吐与腹泻。

19. 碳酸钙用于预防和治疗钙缺乏症,如骨质疏松、手足抽搐症、骨发育不全、佝偻病,以及**妊娠和哺乳期妇女、绝经期妇女钙的补充**。

20. 强心苷或**洋地黄**中毒时禁用葡萄糖酸钙注射液。

21. 葡萄糖酸钙刺激性较大,不宜皮下或肌内注射,应缓慢**静脉注射或静脉滴注**。

22. 肝功能不全包括**胆汁淤积性黄疸**者禁用雷洛昔芬。

23. 双膦酸盐类是常用的**骨吸收抑制剂**。

24. 依替膦酸二钠具有双向作用,小剂量(每日5mg/kg)**抑制骨吸收**,大剂量(每日20mg/kg)抑制骨形成。

25. 雷洛昔芬与华法林合用可**轻度减少**凝血酶原时间。

26. 雷洛昔芬用于预防绝经后妇女的**骨质疏松症**。

27. 氯屈膦酸二钠对钙及骨矿物质具有**极强的吸附性**,故主要分布在骨骼中发挥疗效。

28. 帕米膦酸二钠是**第二代钙代谢调节药**,对磷酸钙有很强的亲和性,能抑制人体异常钙化和过量骨吸收,减轻骨痛,降低血清碱性磷酸酶和尿羟脯氨酸的浓度。

29. **阿仑膦酸钠**用于治疗绝经后妇女的骨质疏松症，以预防髋部和脊柱骨折。治疗男性骨质疏松症以预防髋部和脊椎骨折。

30. 如同时服用钙补充剂、抗酸剂和其他口服药可能会干扰阿仑膦酸钠的吸收。因此在服药**2 小时**内，不宜服用钙剂、牛奶、咖啡、橘子汁和其他药。

31. **依替膦酸二钠**用于骨质疏松症、绝经后和增龄性骨质疏松症、高钙血症和变形性骨炎。

32. **帕米膦酸二钠**用于治疗恶性肿瘤患者骨转移疼痛和高钙血症，治疗和预防骨质疏松症、骨质愈合不良及甲状旁腺功能亢进症。

33. 帕米膦酸二钠需以不含钙剂的注射液稀释后立即静脉缓慢滴注，不可直接**静脉注射**。

34. 对蛋白质过敏者可能对降钙素过敏，首次应用要做**皮肤敏感试验**。

35. 降钙素以大剂量做短期治疗时，少数患者易引起**继发性甲状腺功能减退**。

36. **依普黄酮**用于改善原发性骨质疏松症的症状，提高骨量减少者的骨密度。

37. 对降钙素或对鱼蛋白质过敏者，用药前需做**皮试**。

38. 应用动物来源的降钙素时，可引起**过敏反应**。

治疗过程中如出现耳鸣、眩晕、哮喘等应停用。

39. 依降钙素用于**骨质疏松症**、高钙血症及变形性骨炎。

40. **雷洛昔芬**是选择性雌激素受体调节剂,对雌激素作用的组织有选择性的激动或拮抗活性。

历年考题

【A型题】服用时必须保持坐位或立位,空腹,服后30分钟内不宜进食和卧床的药品是(   )【2015年真题】

A. 依降钙素　　　　B. 依普黄酮
C. 雷洛昔芬　　　　D. 阿伦膦酸钠
E. 阿法骨化醇

【考点提示】D。双磷酸盐的主要不良反应为食管炎、粪便潜血,凡有食管孔疝、消化性溃疡、皮疹者不宜应用。为便于吸收,避免对食管和胃的刺激,口服双膦酸盐应于早晨空腹给药,并建议足量水送服,保持坐位或者立位,服后30分钟内不宜进食和卧床,不宜喝牛奶、咖啡、茶、矿泉水、果汁和含钙的饮料。

第九章 调节水、电解质、酸碱平衡与营养药

第一节 调节水、电解质平衡药

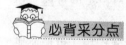

1. 营养药系指维持人体正常营养或纠正异常营养缺乏状态的制剂,分为<u>肠内、肠外</u>营养制剂。

2. <u>氯化钠</u>可补充血容量和钠离子,用于各种缺盐性失水症(大面积烧伤、创伤、严重腹泻或呕吐、大出血、大量发汗)。

3. <u>氯化钾</u>用于低钾血症和强心苷中毒所致的阵发性心动过速或频发室性期外收缩。

4. <u>氯化钙</u>可对抗高钾血症,钙离子虽不能影响血钾浓度,但可以拉开心肌细胞静息电位与阈电位之间的差距,降低心室肌的兴奋性。

5. <u>钠</u>可以调节体液的渗透压、电解质的平衡和酸碱平衡,并通过钠-钾泵,将钾离子、葡萄糖和氨基酸输

入细胞内部，以便有效地合成蛋白质。

6. 钠还有维持**血压**的功能。

7. 体内水量的恒定主要靠钠的调节，钠多则水量增加，钠少则水量减少，所以摄入过多的食盐，易发生**水肿**。

8. 钠不足时，能量的生成和利用较差，以致于神经肌肉传导**迟钝**。

9. 钾是细胞内液的主要阳离子，体内98%的钾存在于**细胞内**。

10. 心肌和神经肌肉都需要有相对恒定的**钾离子浓度**来维持正常的应激性。

11. 血清钾过高时，对心肌有**抑制**作用，可使心脏搏动在舒张期停止，血清钾过低能使心肌兴奋，可使心搏在收缩期停止，血钾对神经肌肉的作用与心肌相反。

12. 氯化钙作为强心剂，用于**心脏复苏**。

13. 镁参与体内糖代谢及呼吸酶的活性，是代谢和呼吸不可缺少的辅助因子，与乙酰辅酶A的形成有关，尚与脂肪酸的代谢有关，在蛋白质合成时起**催化作用**。

14. 低血镁症系指血镁浓度**<0.75mmol/L**。

15. **硫酸镁**用于低镁血症，对妊娠期妇女可控制子痫抽搐及防止再抽搐、预防重度子痫发展，为子痫、子痫前期治疗的首选药。

16. 门冬氨酸钾镁可口服，不可**肌内或静脉注射**。

17. 钙是骨骼构成的重要物质，99%以上的钙与磷一起以羟基磷灰石形式构成骨盐，存在于骨骼和牙齿中，其余约1%的钙以离子形式存在于软组织、细胞外液和血液中，统称**混溶钙池**。

18. 当血清白蛋白浓度正常，血钙 < 2.2mmol/L（8.8mg/L）时称为**低钙血症**，不同医院血钙参考值略有差异。

19. 氯化钠摄入过多可致体内的**电解质平衡失调（高钠、低钾、碳酸氢盐丢失）**。

20. 钾盐不良反应常见**高钾血症**。

21. 钙盐可**兴奋心脏**，静脉注射时常见全身发热感、皮肤发热、血管扩张。

22. 镁盐少见高镁血症、肺水肿、**减慢注射速度**可以消失。罕见低钙血症、低磷血症。

23. 氯化钠禁用于**妊娠期高血压疾病者**。

24. 氯化钙在应用强心苷或停用后**7日**内禁用。

25. 静脉滴注氯化钠过量可**消除**噻嗪类利尿剂的利尿和降压作用，同时可降低硝普钠的疗效。

26. 氯化钙与噻嗪类利尿剂合用，可增加肾脏对钙的重吸收，易发生**高钙血症**。

27. 同时滴注氯化钠和高浓度葡萄糖注射液可**降低**钾的作用。

28. 氯化钾注射液严禁肌内注射和直接静脉注射，

仅可静脉滴注,于临用前应用葡萄糖或氯化钠注射液稀释,否则不仅引起剧痛,且致**心脏停搏**。

29. 静脉滴注时氯化钾的浓度不宜过高,一般不宜超过 0.2%~0.4%,心律失常可用 **0.6%~0.7%**。

30. 高渗透压氯化钠注射液、氯化钾注射液的滴速宜慢。而治疗脑出血、颅内压增高的疾病时,滴速应快,一般要求在 **15~30 分钟**滴毕,否则起不到降低颅压的作用。

31. 浓氯化钠主要用于各种原因所致的水中毒及**严重的低钠血症**。

32. 氯化钾用于防治低钾血症,治疗**洋地黄中毒**引起的频发性、多源性早搏或快速心律失常。

33. 氯化钾口服用于治疗**轻型低钾血症**或预防性用药。

34. 枸橼酸钾用于防治各种原因造成的低钾血症;防治**泌尿系结石**。

35. **门冬氨酸钾镁**用于低钾血症、低钾及洋地黄中毒引起的心律失常,心肌代谢障碍所致的心绞痛、心肌梗死、心肌炎后遗症,慢性心功能不全,急性黄疸性肝炎、肝细胞功能不全和急、慢性肝炎的辅助治疗。

36. 门冬氨酸钾镁不宜与**留钾利尿剂**合用。

历年考题

【A 型题】1. 维持心肌和神经肌肉的正常应激性,

调节水、电解质、酸碱平衡与营养药 第九章

须静脉滴注给药的电解质是(　　)【2015年真题】

A. 氯化钙　　　　　B. 氯化钠

C. 硫酸镁　　　　　D. 氯化钾

E. 氯化铵

【考点提示】D。心肌和神经肌肉都需要有相对恒定的钾离子浓度来维持正常的应激性。

【A型题】2. 使用强心苷的心力衰竭患者,不宜选用的药品是(　　)【2015年真题】

A. 果糖　　　　　　B. 氯化钾

C. 氯化钙　　　　　D. 硫酸镁

E. 葡萄糖

【考点提示】C。氯化钙用药期间慎用洋地黄类强心苷,以免增强毒性。

【A型题】3. 使用螺内酯的心力衰竭患者,不宜选用的药品是(　　)【2015年真题】

A. 果糖　　　　　　B. 氯化钾

C. 氯化钙　　　　　D. 硫酸镁

E. 葡萄糖

【考点提示】B。氯化钾对正在服用螺内酯、氨苯蝶啶者慎用,否则注射后易引起高钾血症。

【X型题】4. 电解质紊乱（低血钾、低血镁）下服用，易引发尖端扭转型室性心律失常的药品有（　　）【2015年真题】

A. 阿司咪唑　　　B. 利培酮
C. 西沙必利　　　D. 奎尼丁
E. 双嘧达莫

【考点提示】ABCD。在电解质紊乱（低血钾、低血镁）下，服用抗过敏药（阿司咪唑、特非那丁、氯雷他定）、促胃肠动力药（西沙必利）、氟喹诺酮类（环丙沙星、氧氟沙星、左氧氟沙星、加替沙星、莫西沙星）、延长心肌复极药（奎尼丁等）极易引起尖端扭转型室性心动过速。

第二节　调节酸碱平衡药

1. 人体酸碱度偏离正常，则称为**酸碱平衡失调**。

2. 调节酸平衡药有碳酸氢钠、**乳酸钠**、复方乳酸钠山梨醇等。

3. 碳酸氢钠是临床上最常用**碱性药**，可直接增加人体的碱储备，使血浆碳酸氢根浓度升高，以中和氢离子，反应生成二氧化碳和水，二氧化碳经肺排出，以纠正代谢性酸中毒。

4. 调节碱平衡药有氯化铵、氯化钠、盐酸精氨酸等，其中**氯化铵**为酸性盐，口服或静脉滴注后可酸化体液和尿液，纠正碱中毒。

5. 有溃疡出血者及碱中毒者、限制钠盐摄入者禁用**碳酸氢钠**。

6. 对肝功能不全者或在缺氧时忌用。严重肺水肿、脑水肿者及严重肝功能受损、休克、右心衰竭或乳酸性酸血症者禁用**乳酸钠**。

7. 氯化铵可增加**血氨浓度**，于肝功能不全者可诱发肝昏迷，对肝肾功能不全者禁用。

8. 糖皮质激素有保钠作用，与乳酸钠合用可**提高血钠浓度**。

9. 乳酸钠与双胍类降糖药（二甲双胍，尤其是苯乙双胍）合用，会阻碍肝脏对乳酸的利用，引起**乳酸酸中毒**。

10. 碳酸氢钠**可升高尿液 pH** 而增强氨基糖苷类抗菌药物的疗效。

11. 碳酸氢钠与糖皮质激素尤其是具有较强盐皮质激素作用者、促糖皮质激素、雄激素合用时，易致高钠血症和**水肿**。

12. 碳酸氢钠能显著提高磺胺类药及乙酰化代谢产

物的溶解度，避免或减少**磺胺结晶**的形成。

13. 碳酸氢钠用于代谢性酸中毒，碱化尿液以预防尿酸性肾结石，减少磺胺药的肾毒性，以及急性溶血时防止血红蛋白沉积在肾小管，治疗胃酸过多引起的症状；静脉滴注对巴比妥类、水杨酸类药物及甲醇等药物中毒有**非特异性**的治疗作用。

14. 长期或大量应用碳酸氢钠可致**代谢性碱中毒**，并且钠负荷过高引起水肿等，妊娠期妇女应慎用。

15. **乳酸钠**用于代谢性酸中毒，碱化体液或尿液；用于高钾血症或普鲁卡因胺引起的心律失常伴有酸血症者。

16. 氯化铵用于**代谢性碱中毒**，酸化体液或尿液，促进碱性药物（哌替啶、苯丙胺、普鲁卡因）的排泄；增加在酸性环境中发挥药效药物，如乌洛托品、四环素、青霉素。

17. 为减少对胃肠刺激，氯化铵片剂宜溶于水中，**餐后**服用。

18. 氯化铵滴速过快，可致惊厥或**呼吸停止**。

第三节 葡萄糖与果糖

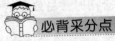

1. 葡萄糖为人体主要热能来源，每1g葡萄糖可产

生 4cal（16.7kJ）热能。临床用于**补充热量**，治疗低镁血症，以及全静脉营养、饥饿性酮症，补充进食不足或大量体液丢失（腹泻、剧烈呕吐、脱水所致）。

2. 静脉滴注高渗透压的**25%～50%葡萄糖注射液**可迅速提高血浆渗透压，快速注射具有利尿、脱水作用，引起组织脱水。

3. 葡萄糖静脉注射后**15分钟**起效，维持 1～2 小时，颅内压降低 30%，功效仅为尿素的一半，并可产生"反跳"现象，但其起效快，不良反应小。

4. 长期单纯补给葡萄糖时易出现低钾、低钠及**低磷血症**。

5. 高钾血症者应用高浓度注射液时偶见低钾血症、**低钠血症**。

6. 葡萄糖可诱发或加重**强心苷类**（地高辛、洋地黄、洋地黄毒苷及毛花丙苷等）中毒。

7. 二磷酸果糖禁忌与碱性药物、**钙剂**配伍。

8. 二磷酸果糖注射液（除外特殊要求者）的**滴速**与不良反应发生率密切相关。

9. **葡萄糖**用于补充能量和体液、低血糖症、高钾血症、饥饿性酮症，高渗透压注射液作为组织脱水剂，配制腹膜透析液、注射药品的溶剂。

10. 应用高渗葡萄糖注射液时选用**大静脉**滴注。

11. **磷酸果糖钠**用于心肌缺血引起的各种症状，如心绞痛、心肌梗死和心力衰竭、慢性疾病（酒精中毒、长期营养不良、慢性呼吸衰竭）中出现的低磷血症。

12. 二磷酸果糖宜单独应用，请勿添加其他药品，尤其禁忌溶于**碱性溶液和钙盐溶液**中。

历年考题

【A型题】二磷酸果糖注射液禁用的人群是（　　）【2015年真题】

　　A. 高镁血症者　　B. 高钾血症者

　　C. 高尿酸血症者　　D. 高磷血症者

　　E. 高钙血症者

【考点提示】D。二磷酸果糖对过敏者、高磷血症者、肾衰竭者禁用。

第四节　维生素

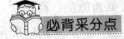

1. 维生素依据其溶解性能可分为脂溶性、**水溶性**维生素两大类。

2. 维生素 B_2 **餐中**服用可使吸收较完全，伴随食物缓慢进入小肠以利于吸收。

3. 脂溶性维生素主要储存于**肝**，而由粪便排出。

4. 脂溶性维生素代谢极慢，超过剂量即可产生**毒性效应**。

5. 常用的脂溶性维生素有维生素 A、D、E 和 **K** 等。

6. 维生素 C 以**空腹**服用为宜，但对患消化道溃疡者慎用。

7. **左卡尼汀**是脂肪进入细胞的线粒体氧化的载体，是辅酶中的一员，暂时归入维生素大类。

8. 维生素 A 缺乏形成**角膜软化症**。

9. **维生素 B_1** 缺乏引起脚气病。

10. 维生素 C 缺乏可致**坏血病**。

11. **维生素 D** 缺乏出现骨软化病或成人佝偻病，烟酸缺乏时罹患糙皮病等。

12. 缺乏维生素 B_1 可致**神经系统和心血管系统**的生理紊乱。

13. 维生素 C 对**维生素 A** 有破坏作用。

14. 维生素 B_6 缺乏的症状主要表现在皮肤和**中枢神经系统**。

15. 在人体内，维生素 C 是**高效抗氧化剂**，用来减轻抗坏血酸过氧化物酶基底的氧化应力。

16. 维生素 C 可促进去铁胺对铁的螯合，使铁的排出加速，故可用于**慢性铁中毒**的治疗。

17. 烟酸缺乏与烟酰胺缺乏时的症状相同，可影响细胞的正常呼吸和代谢而发生**糙皮病**。

18. 糙皮病的特点是具有以皮肤、**胃肠道**和中枢神经系统为主的体征和症状。

19. 当烟酸类用量超过作为维生素作用的剂量时，具有明显的**调节血脂**作用。

20. 烟酸具有强烈的**扩张血管**作用，开始服用或剂量增大后可致恶心、呕吐、腹泻、发热、瘙痒、皮肤干燥、面部潮红等。

21. 大剂量钙剂或利尿剂与维生素 D 同用，可引起**高钙血症**。

22. 维生素 A 在体内具有多种重要功能，对**视网膜**的功能起着重要作用。

23. 维生素 D 能促进**小肠对钙**的吸收，其代谢活性物促进肾小管重吸收磷和钙，提高血钙、血磷浓度或维持及调节血浆钙、磷正常浓度。

24. 维生素 E 缺乏时会出现**睾丸萎缩和上皮细胞变性**，孕育异常。

25. 在临床上常用维生素 E 治疗**先兆流产和习惯性流产**。

26. 维生素 K_2 尚具有**镇痛**作用,镇痛作用机制可能与阿片受体和内源性阿片样物质介导有关。

27. 维生素 K 用于防治**维生素 K 缺乏所致的出血**。

28. 维生素 B_1 大剂量肌内或静脉注射时,可能发生**过敏性反应或休克**。

29. 维生素 B_6 可用于**妊娠呕吐**及放疗和化疗抗肿瘤所致的呕吐。

30. 长期大量服用维生素 B_6 可引起**严重神经感觉异常**,进行性步态不稳至足麻木、手不灵活。

31. 长期、大量服用维生素 A 可引起**慢性中毒**。

32. 维生素 B_1 与抗酸药碳酸氢钠、枸橼酸钠等合用,可使维生素发生**变质和破坏**。与依地酸钙合用,可防止维生素的降解(螯合作用)。

33. 服用维生素 B_2 时,应用吩噻嗪类抗精神病药、三环类抗抑郁药、丙磺舒等,可使人体对维生素 B_2 的需求量**增加**。

34. 维生素 B_2 与甲状腺素、促胃肠动力药甲氧氯普胺合用,可**减少**维生素的吸收。

35. 乙硫异烟胺、异烟肼等药可拮抗维生素 B_6 或增加维生素 B_6 经肾排泄,可引起**贫血或周围神经炎**。

36. 维生素 B_6 与非甾体抗炎药合用,可**增强**后者的镇痛作用。

37. 大剂量维生素 A 与抗凝血药（华法林）同服，可致凝血因子Ⅱ**降低**。

38. 口服避孕药与维生素 A 合用，可**提高**血浆维生素 A 的浓度。

39. 维生素 D 与噻嗪类利尿剂合用，有**增加**高钙血症发生的风险。

40. 维生素 D 与强心苷洋地黄类药合用，因维生素 D 引起高钙血症，易诱发**心律失常**。

41. 避孕药可加速维生素 E 代谢，导致**维生素 E 缺乏**。

42. 人体每日对维生素的需要量甚微，但如果缺乏，则可引起"**维生素缺乏症**"。

43. 维生素与其他药品一样，同样遵循"量变到质变"和"**具有双重性**"的规律。

44. 长期服用抗血小板药阿司匹林可导致**维生素 C**缺乏。

历年考题

【A 型题】1. 防止夜盲症的维生素是（　　）【2015年真题】

A. 维生素 B_2　　　　B. 维生素 B_5

C. 维生素 E　　　　D. 烟酸

E. 维生素 A

调节水、电解质、酸碱平衡与营养药 第九章

【考点提示】E。维生素 A 用于防治维生素 A 缺乏症，如角膜软化、干眼病、夜盲症、皮肤角质粗糙等。

【A 型题】2. 辅助治疗不孕症的维生素是（   ）
【2015 年真题】

A. 维生素 B_2　　　B. 维生素 B_5
C. 维生素 E　　　　D. 烟酸
E. 维生素 A

【考点提示】C。维生素 E 用于吸收不良新生儿、早产儿、低出生体重儿；用于进行性肌营养不良，以及心、脑血管疾病，习惯性流产及不孕症的辅助治疗。

第五节　氨基酸

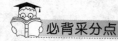

必背采分点

1. 氨基酸是含有**氨基和羧基**的一类有机化合物的统称，为蛋白质的基本组成单位，是构成人体营养所需蛋白质的基本物质。

2. 氨基酸的主要作用有合成蛋白质，**氮平衡作用**，转变为糖或脂肪，参与酶、激素及部分维生素的组成。

3. 目前作为药用的氨基酸有 100 多种，其中包括构

成蛋白质的氨基酸**20 种**和构成非蛋白质的氨基酸 100 多种。

4. 长期大量氨基酸静脉滴注可致胆汁淤积性黄疸。

5. 精氨酸与谷氨酸钠或谷氨酸钾联合应用,可增加治疗**肝性脑病**的疗效。

6. 静脉滴注氨基酸的转归有**合成蛋白质**、分解提供热能。

7. 精氨酸用于**肝性脑病**,适用于忌钠的患者,也适用于其他原因引起血氨增高所致的精神症状的治疗。

8. 复方氨基酸须**缓慢**输入。

9. 复方氨基酸注射液用于急性和慢性肾功能不全患者的**肠外营养支持**;大手术、外伤或脓毒血症引起的严重肾衰竭及急慢性肾衰竭。

10. 应用复方氨基酸注射液的患者,应给予**低蛋白、高热量**饮食。

第十章　抗菌药

第一节　青霉素类抗菌药

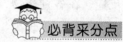
必背采分点

1. 按照青霉素的来源，可将青霉素类分为天然青霉素类、**半合成青霉素类**两个大类。

2. 青霉素类药物对处于繁殖期正大量合成细胞壁的细菌作用强，而对已合成细胞壁、处于静止期者作用弱，故属于**繁殖期杀菌剂**。

3. 青霉素类药主要用于**革兰阳性**、革兰阴性球菌及某些革兰阳性杆菌引起的感染。

4. 天然青霉素不耐**酸**，不耐青霉素酶，抗菌谱较窄。

5. 青霉素 V 为**耐酸**的口服青霉素。

6. 甲氧西林、苯唑西林等耐青霉素酶类青霉素，对产青霉素酶的**金黄色葡萄球菌**有较好作用。

7. 青霉素类用药后可发生严重的过敏反应，如过敏性休克（I型变态反应）和**血清病型反应**（Ⅲ型变态反应）。

8. 大量应用青霉素类钾盐时，可发生**高钾血症**或中毒反应。

9. 应用青霉素治疗梅毒、钩端螺旋体病等疾病时可由于病原体死亡致症状（寒战、咽痛、心率加快）加剧，称为**吉海反应**（亦称赫氏反应）。

10. 青霉素类可增强华法林的**抗凝**作用。

11. 青霉素类可引起严重的过敏反应，在各种药物中居**首位**，发生无一定的规律，且与剂量无关，表现为过敏性休克、溶血性贫血、血清病型反应、药疹、药物热、接触性皮炎、间质性肾炎、哮喘发作等。

12. 青霉素类药基本属于**时间依赖型抗菌药物**，具有时间依赖性且血浆半衰期较短，几乎无抗生素后效应和首剂现象，其抗菌活性与细菌接触药物的时间长短密切相关，而与血浆峰浓度关系较小。

13. 青霉素类药的疗效与**给药方法**直接相关。

14. 青霉素钾盐不可快速静脉滴注及**静脉注射**。

15. 青霉素可用于**鞘内注射**。

16. 大量应用青霉素钾盐，可致**电解质**紊乱。

17. 青霉素用于**敏感细菌所致各种感染**，如脓肿、菌血症、肺炎和心内膜炎等。

18. 青霉素水溶液在室温**不稳定**。

19. **氨苄西林**用于敏感菌所致的呼吸道感染、胃肠道感染、尿路感染、软组织感染、心内膜炎、脑膜炎、败血症等。

20. 传染性单核细胞增多症、巨细胞病毒感染、淋巴细胞白血病、淋巴瘤患者应用氨苄西林时易发生**皮疹**，宜避免使用。

21. 苄星青霉素用于预防风湿热复发和控制**链球菌感染**的流行。

22. 传染性单核细胞增多症患者应用阿莫西林易发生**皮疹**，应避免使用。

23. 哌拉西林与氨基糖苷类联合可用于有**粒细胞减少症免疫缺陷**患者的感染。

24. 哌拉西林在少数患者尤其是**肾功能不全**者可致出血，发生后应及时停药并予适当治疗。

25. 哌拉西林不可加入**碳酸氢钠**溶液中静滴。

第二节　头孢菌素类抗菌药

必背采分点

1. 第一代头孢菌素主要作用于**需氧革兰阳性球菌**，

仅对少数肠杆菌科细菌有一定抗菌活性。

2. 第二代头孢菌素对革兰阳性球菌的活性与第一代头孢菌素相仿或略差,对部分**肠杆菌科细菌**亦具有抗菌活性。常用的注射剂有头孢呋辛和头孢替安,口服制剂有头孢克洛、头孢呋辛酯和头孢丙烯等。

3. 第三代头孢菌素对肠杆菌科细菌有良好抗菌作用,其中头孢他啶和头孢哌酮对**铜绿假单胞菌**及某些非发酵菌亦有较好作用。注射品种有头孢噻肟、头孢曲松、头孢他啶和头孢哌酮等。口服制剂有头孢克肟、头孢泊肟酯等。

4. 第四代头孢菌素常用者为**头孢吡肟**,对肠杆菌科细菌和铜绿假单胞菌的活性与头孢他啶大致相仿;但对产 AmpC 酶的阴沟肠杆菌、产气肠杆菌、柠檬酸杆菌和沙雷菌属的作用优于头孢他啶等第三代头孢菌素。

5. 第五代头孢菌素属于**超广谱抗生素**,对大多数耐药革兰阳性、阴性厌氧菌具有较强的抗菌活性,对 β-内酰胺酶尤其是超广谱 β-内酰胺酶(ESBLs)稳定,血浆半衰期间长,无肾毒性。

6. 头孢菌素类药属于**繁殖期杀菌剂**。

7. 第一代头孢菌素对<u>革兰阳性菌包括耐青霉素金黄色葡萄球菌的</u>抗菌作用较第二代略强,显著超过第三代。

8. 第一代头孢菌素临床适用于**轻、中度**感染。

9. 第二代头孢菌素对革兰阳性菌的抗菌活性较第一代**略差或相仿**，对革兰阴性菌的抗菌活性较第一代强，较第三代弱。

10. 第三代头孢菌素对革兰阳性菌虽有一定的抗菌活性，但较第一、二代弱，对革兰阴性菌包括肠杆菌、铜绿假单胞菌及厌氧菌如脆弱拟杆菌均有**较强**的抗菌作用，对流感杆菌、淋球菌具有良好的抗菌活性。

11. 第四代头孢菌素对革兰阳性菌、革兰阴性菌、厌氧菌显示广谱抗菌活性，与第三代相比，增强了抗革兰阳性菌活性，特别是对链球菌、肺炎球菌有很强的活性，抗铜绿假单胞菌、肠杆菌属的作用**增强**。

12. 头孢菌素类药的不良反应，可发生**可逆性**中性粒细胞减少症、一过性嗜酸细胞增多和血小板减少症、低凝血酶原血症、凝血酶原时间延长。

13. 一些药物如头孢唑林、头孢他啶、头孢吡肟用于**肾功能不全**者而未调整剂量时，可出现脑病、肌痉挛、癫痫等神经系统反应。

14. 本类药可产生低凝血酶原血症、血小板减少症，与抗凝血药、溶栓药、非甾体抗炎药等联合应用时，可使**出血风险**增加。

15. 对一种头孢菌素过敏者对其他头孢菌素也可能

过敏。

16. 对青霉素类、青霉胺过敏者也可能对头孢菌素**过敏**。

17. 头孢哌酮与**2%盐酸利多卡因注射液**有配伍禁忌，因此应避免在最初溶解时使用此溶液。

18. 头孢哌酮与**氨基糖苷类抗菌药物**之间有物理性配伍禁忌，因此两种药液不能直接混合。

19. 头孢唑林配制后的药液应**避光保存**。室温保存时间不得超过48小时。

20. 在常温不溶解头孢唑林时，可微热至**37℃**使其溶解。

21. 头孢他啶静脉给药或深部肌内注射给药：最好使用新配制的注射液。如果不能实现，存放在**2℃~8℃**冰箱中保存24小时可保持药效。

22. **头孢氨苄**用于金黄色葡萄球菌、溶血性链球菌、肺炎球菌、大肠埃希菌、肺炎杆菌、流感杆菌、痢疾杆菌等敏感菌株所致的轻、中度感染。

23. 头孢氨苄配制肌内注射用药时，将2mL注射用水加入0.5g装瓶内，须做**深部肌内注射**。

24. 头孢氨苄静脉滴注、静脉注射或肌内注射，成人一次0.5~1g，每隔6小时给予1次，一日最高剂量为8g。

25. 头孢呋辛用于泌尿道感染：由**大肠埃希菌及克雷伯杆菌属细菌**所致的尿道感染，如肾盂肾炎、膀胱炎和无症状性菌尿症。

26. 头孢吡肟可诱发**抗生素相关性腹泻**。

27. 头孢呋辛能引起**抗生素相关性腹泻**，应警惕。

28. 头孢克洛用于**敏感菌株**所致的感染，如中耳炎、下呼吸道感染、上呼吸道感染、尿道感染、皮肤和皮肤组织感染、鼻窦炎、淋球菌性尿道炎。

29. 在确定病原微生物对头孢地尼的敏感性后，头孢地尼的疗程应限于治疗患者所需的**最短**周期，以防止耐药菌的产生。

30. 避免与铁剂合用，如必须合用，应在服用头孢地尼**3 小时**后再服用铁剂。

31. 头孢噻肟可以作为儿童**脑膜炎**的选用药物。

32. 治疗儿童脑膜炎患者，头孢噻肟剂量可增至每 6 小时 75mg/kg，均以**静脉给药**。

33. 头孢曲松不得用于**高胆红素血症**的新生儿和早产儿的治疗。

34. 头孢曲松与氨苯蝶啶、万古霉素、氟康唑及氨基糖苷类抗生素具有**不相容性**。

35. 头孢曲松的保存温度不宜超过**20℃**。

36. 头孢曲松溶液可在室温下保持其理化稳定性**6**

药学专业知识（二）

小时；在2℃~8℃条件下保持24小时。

37. 头孢哌酮主要经**胆汁**排泄。

38. 患有肝脏疾病或胆道梗阻时，头孢哌酮血浆半衰期通常延长并且由尿液中排出的药量会**增加**。

39. 头孢哌酮与**乳酸钠林格注射液**混合后有配伍禁忌，因此应避免在最初溶解时使用该溶液。

历年考题

【A型题】1. 长期大量应用头孢菌素类抗菌药物的患者，须注意适当补充（　　）【2015年真题】

A. 维生素A和维生素D

B. 维生素B和维生素K

C. 维生素C和烟酸

D. 维生素E和叶酸

E. 维生素B_{12}和叶酸

【考点提示】B。为预防凝血机制异常，应用中必须注意：临床应用时尤其围术期预防性应用时，应注意监测血象、凝血功能及出血症状。长期应用（10日以上），宜补充维生素K、复方维生素B。不宜与抗凝血药联合应用。

【B型题】（2~4题共用选项）【2016年真题】

A. 头孢氨苄　　　B. 头孢哌酮
C. 头孢吡肟　　　D. 头孢拉定
E. 头孢呋辛

2. 属于第二代头孢菌素的药物是（　　）
3. 属于第三代头孢菌素的药物是（　　）
4. 属于第四代头孢菌素的药物是（　　）

【考点提示】E、B、C。第二代头孢菌素对革兰阳性球菌的活性与第一代头孢菌素相仿或略差，对部分肠杆菌科细菌亦具有抗菌活性。常用的注射剂有头孢呋辛和头孢替安，口服制剂有头孢克洛、头孢呋辛酯和头孢丙烯等。第三代头孢菌素对肠杆菌科细菌有良好抗菌作用，其中头孢他啶和头孢哌酮对铜绿假单胞菌及某些非发酵菌亦有较好作用。注射品种有头孢噻肟、头孢曲松、头孢他啶和头孢哌酮等。口服制剂有头孢克肟、头孢泊肟酯等。第四代头孢菌素常用者为头孢吡肟，对肠杆菌科细菌和铜绿假单胞菌的活性与头孢他啶大致相仿；但对产 AmpC 酶的阴沟肠杆菌、产气肠杆菌、柠檬酸杆菌和沙雷菌属的作用优于头孢他啶等第三代头孢菌素。

【C型题】(5~8题共用题干)

患者，女，70岁，拟行膝关节置换术，无磺胺类药过敏史，皮试结果呈阴性。体征和试验室检查：低热，无感染，空腹血糖4.6mmol/L。手术医师处方抗菌药物预防感染。【2015年真题】

5. 首选的抗菌药物是（　　）
   A. 阿奇霉素　　　B. 头孢唑林
   C. 万古霉素　　　D. 克林霉素
   E. 磺胺嘧啶

【考点提示】B。头孢唑林用于外科围术期预防感染。

6. 围术期预防性用药宜采用的给药途径是（　　）
   A. 口服　　　　　B. 肌内注射
   C. 静脉滴注　　　D. 皮下注射
   E. 动脉注射

【考点提示】C。用于围术期预防性应用时，一般手术前0.5~1小时静脉滴注1g，手术时间超过6小时者术中追加0.5~1g。

7. 围术期预防性用药的起始给药时机是（　　）
   A. 术前24小时
   B. 术前0.5~2小时
   C. 术中
   D. 术后0.5~2小时
   E. 术后24小时

【考点提示】B。给药时间应在术前0.5~2小时。

8. Ⅰ类清洁手术切口预防性应用抗菌药物的比例不得超出手术病例总数的(　　)

A. 70%　　　　　　　　B. 60%

C. 50%　　　　　　　　D. 40%

E. 30%

【考点提示】E。预防性用药的比例不得超过手术病例总数的30%。

第三节　其他β-内酰胺类抗菌药

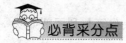

必背采分点

1. 头霉素类药物的抗菌谱和抗菌活性与第二代头孢菌素类相似，其作用特点为：对<u>大多数超广谱β-内酰胺酶稳定且抗厌氧菌作用强</u>。

2. 其他β-内酰胺类抗菌药物代表药有头孢西丁、<u>头孢美唑</u>，适用于敏感菌引起的呼吸道感染、泌尿道感染、腹腔和盆腔感染及妇科感染等。

3. 碳青霉烯类药中的代表药为<u>亚胺培南</u>。

4. <u>氨曲南</u>作为单酰胺菌素类的代表药，通过与敏感需氧革兰阴性菌细胞膜上 PBP$_3$ 的高度亲和而发挥杀菌作用。

5. 氨曲南对需氧革兰阴性菌有效,对革兰阳性菌和厌氧菌作用差,属于<u>**窄谱抗菌药**</u>。

6. 克拉维酸能对 β-内酰胺酶的活性部位如羟基或氨基进行<u>**不可逆酰化**</u>。

7. 舒巴坦的抑酶活性比克拉维酸低,稳定性<u>**增强**</u>。

8. 碳青霉烯类药尤其是<u>**亚胺培南西司他丁**</u>可引起中枢神经系统严重不良反应,如肌阵挛、精神障碍,包括幻觉、错乱状态或癫痫发作等,但这些不良反应多发生在已有中枢神经系统疾患的患者(如脑损害或有癫痫病史)或肾功能不全者,应引起重视。

9. 头孢美唑、头孢米诺、拉氧头孢等与利尿剂如呋塞米合用时,可<u>**加重肾功能损害**</u>。

10. 头孢西丁、氨曲南、美罗培南、厄他培南等与丙磺舒合用时可延缓前者排泄,导致<u>**血浆药物浓度改变**</u>。

11. 碳青霉烯类药与丙戊酸钠合用时,可<u>**促进丙戊酸代谢**</u>,导致其血浆药物浓度降低至有效浓度以下,甚至引发癫痫。

12. 厄他培南肌内注射,必须在给药前用 1.0% 盐酸利多卡因注射液 3.2mL(不得含有肾上腺素)溶解后，立即做**深部肌内注射**。

13. 头孢美唑，对于妊娠或可能妊娠的妇女，仅在治疗的**有益性超过危险性**时方可给药。

14. 头孢美唑静脉注射时，1g 溶于注射用水、氯化钠注射液或葡萄糖注射液**10mL**中，缓慢注入。

15. 头孢西丁与氨基糖苷类抗生素配伍时，可**增加肾毒性**。

16. **3 月龄以内**婴儿不宜使用头孢西丁。

17. 头孢米诺成人常用量为，一次 1g，一日 2 次，静脉注射或静脉滴注；对于败血症、难治性或重症感染症，可增至每日**6g**，分 3~4 次静脉注射或静脉滴注。

18. 拉氧头孢静脉内大量注射，应选择合适部位，缓慢注射以减轻对管壁的刺激及减少**静脉炎**的发生。

19. 氨曲南用于治疗敏感需氧革兰阴性菌所致的感染，如尿路感染、下呼吸道感染、败血症、腹腔内感染、妇科感染、术后伤口及烧伤、溃疡等皮肤软组织感染等。亦用于治疗**医院内感染**中的上述类型感染（如免疫缺陷患者的医院内感染）。

20. 氨曲南与萘夫西林、头孢拉定、**甲硝唑**有配伍禁忌。

21. 氨曲南可引起不同程度的**抗生素相关性腹泻**。

22. 氨曲南静脉滴注，每 1g 氨曲南至少用注射用水

3mL 溶解，再用适当输液（0.9%氯化钠、5% 或 10% 葡萄糖注射液或林格注射液）稀释，氨曲南浓度不得超过 2%，滴注时间**20~60 分钟**。

23. **亚胺培南西司他丁**用于多种病原体所致和需氧/厌氧菌引起的混合感染，以及在病原菌未确定时的早期治疗。

24. 亚胺培南西司他丁不适用于**脑膜炎**的治疗。

25. 亚胺培南西司他丁静脉滴注，成人用于轻度感染，一次 0.25g，每隔 6 小时给予 1 次，一日总量**1g**。

26. 美罗培南与其他碳青霉烯类和 β - 内酰胺类抗生素、青霉素和头孢菌素有局部**交叉过敏反应**。

27. 美罗培南儿童剂量：3 个月至 12 岁儿童，一次 **10~20mg/kg**，每隔 8 小时给予 1 次。

28. 厄他培南静脉滴注，不得与其他药物混合滴注，不得使用含有**葡萄糖**的稀释液。应在药物溶解后 6 小时内用毕。

29. 延长厄他培南使用时间可能会导致非敏感细菌的**过量生长**。

历年考题

【X 型题】可引起"双硫仑样"反应，服药期间禁止饮酒的抗菌药物有（　　）【2015 年真题】

抗菌药 第十章

A. 头孢哌酮 B. 甲硝唑
C. 呋喃妥因 D. 磷霉素
E. 头孢他啶

【考点提示】ABE。使用头霉素类药头孢美唑、头孢替坦、头孢米诺或氧头孢烯类药物拉氧头孢、氟氧头孢时，应告知患者用药期间或用后5～7日内禁止饮酒、服用含有乙醇的药物或食物以及外用乙醇，以免发生"双硫仑样"反应。

第四节　氨基糖苷类抗菌药

必背采分点

1. 常用的氨基糖苷类抗菌药物主要有链霉素、**庆大霉素**、妥布霉素、奈替米星、阿米卡星等。

2. 常用的氨基糖苷类抗菌药物主要作用机制为**抑制细菌蛋白质的合成**。

3. 常用的氨基糖苷类抗菌药物具有不同程度的**肾毒性**和耳毒性，后者包括耳蜗前庭神经功能损害及听力减退，并可有神经-肌肉接头阻滞作用。

4. 常用的氨基糖苷类抗菌药物胃肠道吸收差，用于治疗全身性感染时必须**注射给药**。

5. 常用的氨基糖苷类抗菌药物水溶性及稳定性**良好**。

6. 氨基糖苷类药为**浓度依赖型速效杀菌剂**，对繁殖期和静止期的细菌均有杀灭作用，在碱性环境中抗菌作用增强，对革兰阳性球菌和革兰阴性杆菌均有明显的抗生素后效应（PAE），体外实验结果一般为 1～3 小时。

7. 氨基糖苷类对多种需氧的革兰阴性杆菌具有**很强**的抗菌作用。

8. 氨基糖苷类对革兰阴性球菌如淋病奈瑟菌、脑膜炎奈瑟菌的作用**较差**。

9. 氨基糖苷类对多数革兰阳性菌作用较差，但对**金黄色葡萄球菌**有较好抗菌作用。

10. 氨基糖苷类药对各种厌氧菌**无效**。

11. 氨基糖苷类药中链霉素对大多数革兰阳性菌作用较差，但对**结核分枝杆菌**作用较强。

12. 对于败血症、肺炎、脑膜炎等革兰阴性杆菌引起的严重感染，单独应用氨基糖苷类药治疗时疗效**可能不佳**。

13. 由于大观霉素的稀释剂中含 0.945% 的苯甲醇，可能引起新生儿产生**致命性喘息综合征**，故新生儿禁用。

14. 依替米星可能发生**神经肌肉阻滞现象**，因此对接受麻醉剂、琥珀胆碱、筒箭毒碱或大量输入枸橼酸抗凝剂的患者应特别注意。

15. 氨基糖苷类可与体液内的钙离子络合，降低组织内钙离子浓度，抑制节前神经末梢乙酰胆碱的释放并降低突触后膜对乙酰胆碱的敏感性，造成**神经肌肉接头处传递阻断**，由此可发生心肌抑制、血压下降、肢体瘫痪，甚至呼吸肌麻痹而窒息死亡。

16. 氨基糖苷类与神经肌肉阻滞剂合用时，可**加重**神经肌肉阻滞作用。

17. 氨基糖苷类药给药方法以静脉滴注**20~30分钟**最为常用。

18. 氨基糖苷类药具有**抗生素后**效应。

19. 氨基糖苷类药具有**首剂现象**，细菌与药物首次接触时，能迅速被药物杀死，当细菌再次或多次接触同一种药物时，抗菌效果明显下降。

20. 链霉素用于与青霉素或氨苄西林联合治疗草绿色链球菌或肠球菌所致的**心内膜炎**。

21. 链霉素肌内注射，儿童常用量一日**15~25mg/kg**，分2次给药。

22. 链霉素肌内注射，儿童用于治疗结核病，一次20mg/kg，一日1次，日最大剂量不超过**1g**，与其他抗结核药合用。

23. 庆大霉素长期应用可致**耐药菌**过度生长。

24. 庆大霉素不宜用于<u>皮下注射</u>。

25. 庆大霉素有抑制呼吸作用，不得<u>静脉推注</u>。

26. 庆大霉素儿童肌内注射或稀释后静脉滴注，一次**2.5mg/kg**，每隔 12 小时给药 1 次。

27. 大观霉素用于<u>淋病奈瑟菌</u>所致的尿道炎、前列腺炎、宫颈阴道炎和直肠感染，以及青霉素、四环素等耐药菌株引起的感染。

28. 大观霉素不得<u>静脉</u>给药。

29. 儿童淋病患者对青霉素类或头孢菌素类过敏者可应用**大观霉素**。

30. 阿米卡星肌内注射或静脉滴注，儿童首剂**10mg/kg**，继以每 12 小时给予 7.5mg/kg，或每 24 小时给予 15mg/kg。

历年考题

【A 型题】可致前庭、耳蜗神经功能障碍，妊娠期妇女和新生儿禁用的抗菌药物是（　　）

A. 林可霉素类

B. 酰胺醇类（氯霉素）

C. 四环素类

D. 氨基糖苷类

E. 氟喹诺酮类

【考点提示】 D。氨基糖苷类药常见不良反应是耳毒性，包括前庭和耳蜗神经功能障碍。

第五节 大环内酯类抗菌药

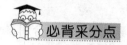

1. 红霉素等十四元环的大环内酯类抗菌药物为**第一代**。

2. 克拉霉素、罗红霉素、阿奇霉素等为**第二代**新品种大环内酯类抗菌药物。

3. 在红霉素结构中引入**酮基**得到的大环内酯类衍生物为第三代，如泰利霉素。

4. 大环内酯类药的抗菌作用机制为**抑制细菌蛋白质**的合成。

5. 第二代大环内酯类与第一代相比，**增强**对流感嗜血杆菌、卡他莫拉菌等革兰阴性杆菌的作用。

6. 第二代大环内酯类对厌氧菌、空肠弯曲菌、军团菌、肺炎支原体、衣原体、分枝杆菌及弓形虫等的作用也有所**增强**。

7. 第二代大环内酯类除抗菌作用外，还具有**胃动素作用**、免疫修饰作用、抗炎作用等。

8. 红霉素易被胃酸破坏，口服吸收少，故临床一般服用其**肠衣片或酯化物**。

9. 大环内酯类抗菌药物静脉滴注速度过快可发生**心脏毒性**，表现为心电图复极异常、心律失常、Q-T间期延长及尖端扭转型室性心动过速，甚至可发生晕厥或猝死。

10. 大环内酯类抗菌药物与氯霉素或林可霉素合用，因竞争药物的结合位点，产生**拮抗作用**。

11. 大环内酯类抗菌药物与其他肝毒性药合用可能**增强**肝毒性。

12. 阿奇霉素静脉滴注宜慢，一次静脉滴注时间不得少于**60分钟**，滴注液浓度不得高于2.0mg/mL，同时监测心电图。

13. 服用抗酸剂或 H_2 受体阻断剂后即服本品可**增加**地红霉素的吸收。

14. 大环内酯类如红霉素，属于**时间依赖型抗菌药物**，给药原则一般应按每日分次给药，使 T>MIC% 达到40%以上，从而达到满意的抗菌效果。

15. 克拉霉素、阿奇霉素等属于**浓度依赖型抗菌药物**，其用药目标是使血浆峰浓度/最小抑菌浓度≥10～12.5 或 AUC/MIC≥125，尽量减少给药次数，达到满意杀菌效果的同时降低不良反应。

16. 溶血性链球菌感染用红霉素治疗时,至少需持续**10日**,以防止急性风湿热的发生。

17. 红霉素静脉滴注,成人一次0.5~1.0g,一日2~3次。军团菌病,一日3~4g,分4次。一日不超过**4g**。

18. 溶血性链球菌感染用琥乙红霉素治疗时,至少需持续**10日**,以防止急性风湿热的发生。

19. 血液或腹膜透析**不能降低**克拉霉素的血浆药物浓度。

20. 罗红霉素与红霉素存在**交叉耐药性**。

21. 进食后服罗红霉素可**减少**吸收。

22. 罗红霉素与牛奶同服可**增加**吸收。

23. 克拉霉素与其他药物联合用于鸟分枝杆菌感染、**幽门螺杆菌感染**的治疗。

24. 克拉霉素与红霉素及其他大环内酯类药之间有**交叉过敏和交叉耐药性**。

25. 克拉霉素可能出现**真菌或耐药细菌**导致的严重感染。

26. 可空腹口服克拉霉素,也可与食物或牛奶同服,与食物同服**不影响**其吸收。

历年考题

【A型题】可以抑制细菌核糖体50S亚单位,阻碍

细菌蛋白质合成的抗菌药物有（　　）

　　A. 林可霉素类

　　B. 大环内酯类

　　C. 头孢菌素类

　　D. 酰胺醇类（氯霉素）

　　E. 氨基糖苷类

【考点提示】ABD。大环内酯类抗菌药与50S核糖体亚基的供位相结合，竞争性阻断了肽键延伸过程中的肽基转移作用和（或）移位作用，从而终止了蛋白质的合成。林可霉素类抗菌药物的作用机制与大环内酯类药相同，即与细菌核糖体的50S亚基结合，从而抑制细菌蛋白质的合成。氯霉素或中砜毒素能可逆地与细菌70S核糖体中较大的50S亚基结合。

第六节　四环素类抗菌药

必背采分点

　　1. 四环素类抗菌药物包括四环素、金霉素、土霉素及半合成四环素多西环素、**美他环素和米诺环素**。

　　2. 四环素类药物的抗菌作用机制为**抑制细菌蛋白质**合成。

3. 四环素类也能引起**细菌细胞膜通透性增加**,使细菌细胞内核苷酸和其他重要物质外漏,从而抑制细菌 DNA 的复制。

4. 四环素类药物为**快速抑菌剂**,常规浓度时有抑菌作用,高浓度时对某些细菌呈杀菌作用。

5. 四环素类抗菌药物可致肠道菌群失调,轻者引起维生素缺乏,严重时可见到由**白色念珠菌**和其他耐药菌引起的二重感染,亦可发生难辨梭菌性抗生素相关性腹泻。

6. 大剂量或长期使用四环素类抗菌药物均可能发生**肝毒性**。

7. 多西环素口服,成人,用于抗菌及抗寄生虫感染,第一日**100mg**,每隔 12 小时给予 1 次,继以一次 100~200mg,一日 1 次,或 50~100mg,一日 2 次。

8. 本类药可引起牙齿**永久性变色**,牙釉质发育不良,并抑制骨骼发育,8 岁以下儿童禁用。

9. 四环素类药与抗酸剂如碳酸氢钠合用时,可使前者**吸收减少,活性减低**。

10. 四环素类药与钙剂、镁剂或铁剂合用,可形成**不溶性络合物**。

11. 四环素类药与其他肝毒性药(抗肿瘤药)合用时可**加重肝损害**。

12. 麦角生物碱或其衍生物与四环素类同时给药时，会**增加**麦角中毒的风险。

13. 因四环素类药可**降低**血浆凝血酶原活性，故接受抗凝药治疗者需要调整抗凝血药的剂量。

14. 四环素类药属于**浓度依赖型抗菌药物**，其用药目标是使血浆峰浓度/最小抑菌浓度≥10~12.5 或 AUC/MIC≥125，尽量减少给药次数，达到满意杀菌效果的同时降低不良反应。

15. 部分四环素类（多西环素、米诺环素、美他环素、地美环素）使用后，患者可能在日晒时有**光敏现象**。

16. 四环素治疗布鲁菌病和鼠疫时需与**氨基糖苷类**联合应用。

17. 四环素长时间静脉给药有发生**血栓性静脉炎**的可能，故应尽早改为口服序贯治疗。

18. 四环素静脉滴注，8岁以上儿童一日10~20mg/kg，分2次给药，一日剂量不超过**1g**。

19. 由于具有前庭神经毒性，米诺环素已不作为**脑膜炎奈瑟菌带菌者和脑膜炎奈瑟菌感染**的治疗药。

20. 米诺环素滞留于食管并崩解时，会引起**食管溃疡**，故应多饮水，尤其临睡前服用时。

21. 多西环素治疗布鲁菌病和鼠疫时需**与氨基糖苷**

类联合应用。

22. 应用多西环素时可能发生**耐药菌**的过度繁殖。

23. 多西环素**可与**食品、牛奶或含碳酸盐饮料同服。

历年考题

【A型题】易导致牙齿黄染的药品是（　　）【2015年真题】

A. 庆大霉素　　　B. 加替沙星

C. 多西环素　　　D. 头孢哌酮

E. 阿莫西林

【考点提示】C。四环素类可与钙离子形成螯合物，在体内呈黄色，沉积于牙齿和骨中，造成牙齿黄染，并影响胎儿、新生儿和婴幼儿骨骼的正常发育。

第七节　林可霉素类抗菌药

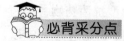

1. 林可霉素类抗菌药物的作用机制与**大环内酯类药**相同，即与细菌核糖体的50S亚基结合，从而抑制细菌蛋白质的合成。

2. 林可霉素类抗菌药物对革兰阴性杆菌和肺炎支原体**无效**。

3. 林可霉素类抗菌药物是治疗**金黄色葡萄球菌**引起的急慢性骨髓炎及关节感染的首选药。

4. 林可霉素与克林霉素可呈**完全交叉耐药**。

5. 林可霉素与大环内酯类药也存在**交叉耐药性**。

6. 克林霉素的化学稳定性较好,对光稳定,口服后不被胃酸破坏,在胃肠道内迅速吸收,空腹口服的生物利用度为90%,进食**不影响**其吸收,盐酸克林霉素的抗菌活性比盐酸林可霉素强4~8倍。

7. 林可霉素类抗菌药物具**神经-肌肉阻断作用**,与抗肌无力药合用时将导致后者对骨骼肌的效果减弱。

8. 林可霉素类抗菌药物与氯霉素、大环内酯类药竞争细菌核糖体的结合部位而**相互抵抗**,不宜合用。

9. 林可霉素类抗菌药物与氨苄西林、卡那霉素、苯妥英钠、巴比妥盐酸盐、氨茶碱、葡萄糖酸钙及硫酸镁可产生**配伍禁忌**。

10. 林可霉素类药属于**时间依赖型抗菌药物**,给药原则一般应按每日分次给药,使T>MIC%达到40%以上,从而达到满意的杀菌效果。

11. 对**青霉素过敏**或**不宜用青霉素**的患者,用林可霉素作替代药物。

12. 对林可霉素过敏时有可能对<u>**克林霉素类**</u>也过敏。

13. 用林可霉素期间需密切注意<u>**抗生素相关性腹泻**</u>的可能。

14. 为防止急性风湿热的发生,用林可霉素治疗溶血性链球菌感染时的疗程,至少为<u>**10日**</u>。

15. 克林霉素不能透过血-脑脊液屏障,故不能用于<u>**脑膜炎**</u>。

16. 克林霉素口服,成人一次0.15~0.3g,一日4次;重症感染可增至一次<u>**0.45g**</u>,一日4次。

第八节 多肽类抗菌药

必背采分点

1. 多肽类药具有以下相同之处:抗菌谱窄,抗菌活性强,属于<u>**杀菌剂**</u>,并具有不同程度的肾毒性;主要适用于对其敏感的多重耐药菌所致的重症感染。

2. 大剂量、长疗程、老年患者或肾功能不全者使用万古霉素或去甲万古霉素时,易发生<u>**听力减退,甚至耳聋**</u>。

3. 多黏菌素类药剂量过大或疗程过长时,对<u>**肾脏**</u>有一定损害。

4. 对万古霉素、去甲万古霉素或替考拉宁过敏者，**禁用**糖肽类药。

5. 对多黏菌素 B 或多黏菌素 E 过敏者，**禁用**多黏菌素类药。

6. 糖肽类药与氨基糖苷类、两性霉素 B、阿司匹林及其他水杨酸盐类、注射用杆菌肽及布美他尼、卷曲霉素、卡氮芥、顺铂、环孢素、依他尼酸、巴龙霉素及多黏菌素类药物等合用或先后应用，可增加**耳毒性及肾毒性**。

7. 糖肽类药与抗组胺药、布克利嗪、赛克力嗪、吩噻嗪类、噻吨类及曲美苄胺等合用时，可能**掩盖**耳鸣、头昏、眩晕等耳毒性症状。

8. 多黏菌素类药与磺胺药、甲氧苄啶、利福平和半合成青霉素合用，会**增强**多黏菌素类对大肠埃希菌、肠杆菌属、肺炎杆菌、铜绿假单胞菌等的抗菌作用。

9. 多黏菌素类药与其他有肾毒性或神经肌肉阻滞作用药联合应用可**增加**毒性。

10. 糖肽类药属于**时间依赖型抗菌药物**，给药原则一般应按每日分次给药，使 T > MIC% 达到 40% 以上，从而达到满意的杀菌效果。

11. 万古霉素是具有一定**抗生素后效应（PAE）的时间依赖型抗菌药物**，对葡萄球菌属细菌的 PAE 为 1 ~

2小时。

12. 糖肽类药在一定浓度范围内,其抗菌疗效与其给药间隔内浓度大于 MIC 的时间（T > MIC%）有关,最佳杀菌浓度为**4~5 倍 MIC**,超过此浓度后,其血药峰浓度高低与杀菌效力无关,杀菌模式呈非浓度依赖性特点。

13. 静脉滴注多黏菌素 B 可致**呼吸抑制**,一般不采用。

14. 万古霉素<u>血药谷浓度过低（<10mg/L）</u>与出现万古霉素中介金黄色葡萄球菌和异质性万古霉素中介金黄色葡萄球菌有直接关系。

15. 万古霉素用于对甲氧西林耐药的<u>**葡萄球菌**</u>引起的感染。

16. 万古霉素用于防治血液透析患者发生的<u>**葡萄球菌**</u>属所致的动、静脉血分流感染。

17. 口服多剂量万古霉素,治疗由艰难梭状芽孢杆菌引起的抗生素相关性腹泻时,有些患者的血清浓度会<u>升高</u>。

18. 给予万古霉素,有发生**可逆性嗜中性粒细胞减少症**的报告,应定期监测粒细胞数。

19. 万古霉素与静脉滴注有关的不良反应（包括低血压、脸红、红斑、荨麻疹及瘙痒）发作频率,可因合并用麻醉药而增加,使用麻醉药前**60 分钟**滴注,可使这些不良反应减至最少。

20. 万古霉素不宜肌内注射,静脉滴注时尽量避免**药液外漏**,且应经常更换注射部位,滴速不宜过快。

21. 万古霉素治疗葡萄球菌性心内膜炎,疗程应不少于**4 周**。

22. 万古霉素成人一日剂量为 0.5g~2g,分 3~4 次服用,一日量不超过**4g**,连服 7~10 日。

23. 去甲万古霉素用于**耐甲氧西林金黄色葡萄球菌**所致的系统感染和难辨梭状芽孢杆菌所致的肠道感染和系统感染。

24. 去甲万古霉素不可**肌内注射或静脉推注**。

25. 多黏菌素 B 鞘内注射量 1 次不宜超过**5mg**,以防引起对脑膜或神经组织的刺激。

26. 替考拉宁作为**万古霉素和甲硝唑**的替代药。

27. 替考拉宁与万古霉素可能有交叉过敏反应,对万古霉素过敏者慎用。但应用万古霉素发生"**红人综合征**"史者非本品禁忌证。

28. 配制好的替考拉宁注射溶液应在**4℃**条件下保存,但不得超过 24 小时。

29. 替考拉宁可用于**2 月龄**以上儿童的革兰阳性菌感染。

30. 腹膜透析者:替考拉宁首剂**0.4g**,静脉给药,随后第 1~2 周按每 1000mL 透析液 20mg 的剂量给药，第 3 周按 3000mL 透析液 20mg 的剂量给药。

31. 多黏菌素 E 用于肠道手术前准备，或<u>大肠埃希菌性肠炎</u>及对其他药物耐药的菌痢。

32. 多黏菌素 B 用于<u>绿脓杆菌</u>及其他假单胞菌引起的创面、尿路及眼、耳、气管等部位感染，也可用于败血症、腹膜炎。

历年考题

【A 型题】1. 可致光敏反应的抗菌药物是（ ）【2016 年真题】

A. 克林霉素　　　B. 美罗培南
C. 阿米卡星　　　D. 头孢哌酮
E. 莫西沙星

【考点提示】E。某些氟喹诺酮类药服用后，患者于日光下曝晒会产生中等程度的光敏反应。凡能在皮肤中积累的喹诺酮类药产生光毒性的可能性更大。

【A 型题】2. 静脉滴注速度过快可能发生"红人综合征"的药品是（ ）

A. 夫西地酸　　　B. 磷霉素
C. 万古霉素　　　D. 莫西沙星

E. 氯霉素

【考点提示】C。关注万古霉素和去甲万古霉素用药期间可能出现的耳毒性和肾毒性，如有发生，应及时调整用药方案。滴速过快可致由组胺引起的非免疫性与剂量相关反应（红人综合征），突击性大量注射不当，可致严重低血压。

第九节 酰胺醇类抗菌药

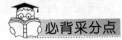

1. **甲砜霉素**用于敏感菌如流感嗜血杆菌、大肠埃希菌、沙门菌属等所致的呼吸道、尿路、肠道等感染。

2. 酰胺醇类药主要为抑菌剂，作用机制为**抑制细菌蛋白质**的合成。

3. 氯霉素或甲砜霉素能可逆地与**细菌70S核糖体中较大的50S亚基**结合，这一结合阻止了氨基酰-tRNA附着到它该结合的部位，使肽基转移酶和它的氨基酸底物之间的转肽作用不能发生，肽链的形成被阻断，蛋白质合成被抑制而致细菌死亡。

4. 哺乳动物的细胞核糖体主要是80S核糖体，并不受本类药的影响，但哺乳动物的**线粒体中含有70S微**

粒，氯霉素或甲砜霉素同样会与其作用，这是本类药物产生血液系统毒性的原因所在。

5. 酰胺醇类抗菌药物**口服**吸收良好，在体内分布广泛。

6. 氯霉素的血浆蛋白结合率为 50%～60%，可透过**血-脑屏障**，脑膜有炎症时，其浓度可达血浆药物浓度的 45%～89%。

7. 氯霉素主要经**肝脏**代谢，代谢产物主要由肾脏排泄。

8. 甲砜霉素主要以**原型经肾脏**排泄。

9. 酰胺醇类为广谱抗菌药物，对革兰阴性菌的抑制作用强于革兰阳性菌，对伤寒沙门菌敏感，对流感杆菌、脑膜炎球菌和淋球菌具有**较强**的杀菌作用。

10. 酰胺醇类对立克次体、螺旋体、衣原体、支原体等有**抑制**作用。

11. 酰胺醇类对分枝杆菌、真菌、病毒和原虫**无活性**。

12. 早产儿或新生儿大剂量应用酰胺醇类，可引起致死性的"**灰婴综合征**"。

13. 酰胺醇类药可具有维生素 B_6 拮抗剂的作用或使后者经肾排泄量增加，可致**贫血或周围神经炎**。

14. 酰胺醇类药可拮抗维生素 B_{12} 的**造血**作用，因此两者不宜同用。

15. 酰胺醇类药与某些骨髓抑制剂合用，可**增强骨髓抑制**作用，抗肿瘤药、秋水仙碱、羟基保泰松、保泰松和青霉胺等均属此类药。

16. 苯巴比妥、利福平等肝药酶诱导剂与酰胺醇类药合用时，导致酰胺醇类药血浆浓度**降低**。

17. 酰胺醇类药与林可霉素类或红霉素类等大环内酯类抗生素合用时可因竞争靶位而产生**拮抗作用**。

18. 酰胺醇类药可发生**骨髓毒性反应**。

19. 应用氯霉素可能发生**不可逆性骨髓功能抑制**，应避免重复疗程使用。

20. 口服氯霉素时应饮用足量水分，**空腹**服用，即于餐前 1 小时或餐后 2 小时服用，以期达到有效血浆药物浓度。

历年考题

【A 型题】1. 可抑制骨髓造血功能，或引起"灰婴综合征"，新生儿禁用的抗菌药物是（　　）

A. 林可霉素类

B. 酰胺醇类（氯霉素）

C. 四环素类

D. 氨基糖苷类

E. 氟喹诺酮类

【考点提示】B。酰胺醇类抗菌药物包括氯霉素及甲砜霉素，但氯霉素可引起严重骨髓抑制、再生障碍性贫血及灰婴综合征等严重不良反应。

【X型题】2. 可能导致再生障碍性贫血的抗菌药有（　　）

A. 青霉素　　　　B. 氯霉素
C. 甲砜霉素　　　D. 头孢呋辛
E. 红霉素

【考点提示】BC。酰胺醇类抗菌药物包括氯霉素及甲砜霉素，但氯霉素可引起严重骨髓抑制、再生障碍性贫血及灰婴综合征等严重不良反应。

第十节　氟喹诺酮类抗菌药

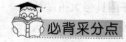

必背采分点

1. 莫西沙星治疗复杂盆腔感染患者（如伴有输卵管-卵巢或盆腔脓肿）时，需考虑经**静脉给药**进行治疗，不推荐口服。

2. 第四代氟喹诺酮类药抗菌谱广且抗菌作用强，既保留了前3代抗革兰阴性菌的活性，又明显增强**抗革兰阳性菌**的活性，并对军团菌、支原体、衣原体等均显示出较强的作用。

3. 氟喹诺酮类临床上既用于需氧菌感染，也可用于**厌氧菌感染**，尚可用于混合感染。

4. 氟喹诺酮类药的主要作用靶位在细菌的**DNA旋转酶**。

5. 氟喹诺酮类药还具有**抗生素作用后**效应，革兰阳性、阴性菌接触药物后即使未被立即杀灭，也在其后的2~6小时内失去生长、繁殖能力，这种效应可使用药间隔大大延长。

6. 氟喹诺酮类药中多数属于**浓度依赖型抗菌药物**，给药原则应集中日剂量一次性给药，口服与静脉给药途径生物等效，提倡口服或序贯治疗，静脉滴注速度应缓慢，单剂量至少控制在1小时以上。

7. 氟喹诺酮类药抗菌谱广，对需氧革兰阳性、阴性菌均具良好抗菌作用，尤其对**革兰阴性杆菌**具强大抗菌活性。

8. 氟喹诺酮类药体内分布广，在多数组织体液中药物浓度高于血浆浓度，可达有效抑菌或杀菌水平，同时可透过**血-脑屏障**，在治疗某些严重的感染性脑膜炎中有作用。

9. 氟喹诺酮类药多数属于**浓度依赖型抗菌药物**，抗菌活性与药物浓度密切相关，浓度越高抗菌活性越强，可集中一日剂量分为1~2次给药，以利于血浆峰浓度/MIC > 8~12倍。

10. 淋球菌和卡他莫拉菌对**第3代喹诺酮类**非常敏感，厌氧菌对之不甚敏感或耐药。

11. 氟喹诺酮类药可致肌痛、骨关节病损、跟腱炎症和跟腱断裂，可能与**肌腱的胶原组织缺乏和缺血性坏死**有关。

12. 某些氟喹诺酮类药（如司帕沙星）服用后，患者于日光下暴晒会产生中等程度的**光敏反应**。

13. 凡能在皮肤中积累的喹诺酮类药产生光毒性的可能性**更大**。

14. 非甾体抗炎药与氟喹诺酮同服可致**中枢神经系统兴奋**和惊厥的危险性增大。

15. 糖尿病患者在服用喹诺酮类药的同时口服**降糖药或胰岛素**，通常会引起高血糖或低血糖等血糖紊乱。

16. 氟喹诺酮类药与茶碱类、咖啡因、华法林同用时，可使上述药物血浓度增高，引起不良反应。以**依诺沙星**的作用最显著，其次为环丙沙星和培氟沙星，氧氟沙星不明显。

17. 氟喹诺酮类药中以诺氟沙星、司帕沙星、氟罗沙星、依诺沙星、西他沙星和克林沙星所致的**光敏反应**

最为严重。

18. 氟喹诺酮类药可引起心电图 Q-T 间期延长和**尖端扭转性室性心律失常**。

19. 氟喹诺酮类药静脉给药时滴速宜缓慢，时间不应少于 **1 小时**，输液滴注结束后，应观察患者 15 分钟。

20. 诺氟沙星不宜**静脉注射**。

21. 诺氟沙星如需静脉滴注，静滴速度不宜过快，宜控制在 **1 小时**以上。

22. 大剂量应用诺氟沙星或尿 pH 值在 7.0 以上时可发生**结晶尿**。宜多进水，保持 24 小时排尿量在 1200mL 以上。肾功能不全者，根据肾功能调整剂量。

23. 环丙沙星宜**空腹**服用。

24. 环丙沙星可于餐后服用，以减少胃肠道反应；服用时宜同时**饮水 250mL**。

25. 环丙沙星静脉滴注，成人常用量一日 0.2g，每隔 12 小时滴注 1 次，滴注时间不少于 **30 分钟**。

26. 左氧氟沙星不宜与其他药物同瓶混合或在同一根静脉输液管内静滴。静脉滴注时间为**每 100mL 至少 60 分钟**。

历年考题

【A 型题】1. 可导致跟腱炎或跟腱断裂不良反应的

抗菌药 第十章

药品是（　　）【2015年真题】

A. 克林霉素　　B. 美罗培南

C. 阿米卡星　　D. 头孢哌酮

E. 环丙沙星

【考点提示】E。氟喹诺酮类药所致跟腱炎和跟腱断裂的风险，与肌腱的胶原组织缺乏和缺血性坏死、年龄、性别、体重等有关。

【A型题】2. 易导致血糖异常的药品是（　　）【2015年真题】

A. 庆大霉素　　B. 加替沙星

C. 多西环素　　D. 头孢哌酮

E. 阿莫西林

【考点提示】B。左氧氟沙星、环丙沙星、莫西沙星、加替沙星可致血糖紊乱，尤其是加替沙星可致严重的、致死性、双相性血糖紊乱——低血糖或高血糖。

【A型题】3. 可导致软骨关节病损、跟腱炎症，18岁以下儿童禁用的抗菌药物是（　　）【2015年真题】

A. 林可霉素类

B. 酰胺醇类（氯霉素）

C. 四环素类

D. 氨基糖苷类

E. 氟喹诺酮类

【考点提示】E。在动物试验中发现氟喹诺酮类药可引起幼龄动物软骨关节病变（损伤和水疱），但在人类中尚未发现，少数病例出现严重关节疼痛和炎症。因此，氟喹诺酮类药不宜用于骨骼系统未发育完全的18岁以下的儿童（包括外用制剂）。

第十一节 硝基呋喃类抗菌药

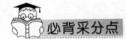

1. 硝基呋喃类药物属广谱抗菌药，细菌对之不易产生耐药性，<u>口服</u>吸收差，血浆药物浓度低。

2. 硝基呋喃类药物包括**呋喃妥因**、呋喃唑酮、呋喃西林。

3. **呋喃妥因**主要用于敏感菌所致的急性单纯性膀胱炎的治疗及反复发作性尿路感染的预防。

4. **呋喃唑酮**主要治疗肠道感染、贾第鞭毛虫感染及阴道滴虫病等。

5. 呋喃西林目前仅作**外用**。

6. **呋喃唑酮与呋喃妥因**同为人工合成的硝基呋喃类

抗菌药。

7. 呋喃唑酮与呋喃妥因临床主要用于**细菌性痢疾**等肠道感染。

8. 长期服用硝基呋喃类药物 6 个月以上的患者，偶可引起**间质性肺炎**，应及早停药并采取相应治疗措施。

9. 硝基呋喃类药物与可致溶血药物合用时，有**增加**本品溶血反应的可能。

10. 硝基呋喃类药物与肝毒性药合用，有**增加**肝毒反应的可能。

11. 硝基呋喃类药物与神经毒性药合用，有**增加**神经毒性的可能。

12. 丙磺舒和苯磺唑酮均可**抑制**呋喃妥因的肾小管分泌。

13. 建议硝基呋喃类药物与**食物**同服，以减少对胃肠道的刺激。

14. 应用呋喃唑酮期间和停药后 5 日内，禁止饮酒，以免引起"**双硫仑样**"反应。

15. 应用呋喃妥因疗程应至少**7 日**，或继续用药至尿液中细菌清除 3 日以上。

16. 呋喃妥因长期应用 6 个月以上者，可能发生**弥漫性间质性肺炎或肺纤维化**。

17. 呋喃妥因口服，成人一次**50~100mg**，一日3~4次。

第十二节 硝基咪唑类抗菌药

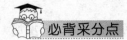 必背采分点

1. 硝基咪唑类抗菌药物有甲硝唑、替硝唑、奥硝唑等，同属硝基咪唑类衍生物，对滴虫、阿米巴和兰氏贾第鞭毛虫等原虫，以及脆弱拟杆菌等厌氧菌具强大抗菌活性，为治疗**肠道和肠外阿米巴病、阴道滴虫病**的首选药。

2. 硝基咪唑类药对原虫及厌氧菌有**较高活性**。

3. 甲硝唑为**含氮杂环化合物**，具有碱性，水溶性低。

4. 替硝唑为甲硝唑的羟基被乙磺酰基取代的类似物，口服吸收好，能进入各种体液，并可通过**血-脑屏障**。

5. 奥硝唑为**第三代**硝基咪唑类药物，比甲硝唑、替硝唑等的抗感染优势更为明显。

6. 奥硝唑药效持续时间长，其血浆消除半衰期为**14.4小时**，高于甲硝唑的8.4小时和替硝唑的12.7小时，可减少患者服药次数，方便使用。

7. 奥硝唑结构中含有一个带羟基的手性碳原子，研究发现其左旋体抗厌氧菌感染的临床疗效与奥硝唑相

当,临床总不良反应发生率显著降低,仅为奥硝唑的1/15,而**右旋体**则是奥硝唑产生神经毒性的主要根源。

8. 目前奥硝唑的左旋体被开发为**左奥硝唑**,在我国上市,用于治疗敏感厌氧菌引起的多种感染性疾病,以及手术前感染的预防。

9. 硝基咪唑类抗菌药物能抑制华法林和其他口服抗凝血药的代谢,加强它们的作用,引起**凝血酶原时间延长**。

10. 同时应用苯妥英钠、苯巴比妥等诱导肝药酶活性的药物,可加强硝基咪唑类药代谢,使血浆药物浓度下降,而苯妥英钠排泄**减慢**。

11. 同时应用西咪替丁等抑制肝药酶活性的药物,可**减缓**硝基咪唑类药在肝内的代谢及排泄。

12. 硝基咪唑类抗菌药物可干扰双硫仑代谢,二者合用时,患者饮酒后可出现**精神症状**,故 2 周内应用双硫仑者不宜再用本品。

13. 硝基咪唑类抗菌药物属**浓度依赖型抗菌药物**,其用药目标是使血浆峰浓度/最小抑菌浓度≥10~12.5 或 AUC/MIC≥125,尽量减少给药次数,达到满意杀菌效果的同时降低不良反应。

14. 甲硝唑的代谢产物可使尿液**呈深红色**,应告知患者。

15. 硝基咪唑类抗菌药物应用期间或之后 7 日内禁

止饮酒、服用含有乙醇的药物或食物以及外用乙醇,因可干扰酒精的氧化过程,引起体内乙醛蓄积,导致"**双硫仑样**"反应。

16. **念珠菌感染**者应用替硝唑,其症状会加重,需同时给抗真菌治疗。

17. 甲硝唑口服,成人用于肠道阿米巴病,一次**0.4~0.6g**,一日3次,疗程7日。

18. 甲硝唑静脉滴注,用于厌氧菌感染,成人或儿童首次**15mg/kg**(70kg成人为1g),维持量7.5mg/kg,每隔6~8小时静脉滴注1次。

19. 替硝唑作为甲硝唑的替代药用于**幽门螺杆菌**所致的胃窦炎及消化性溃疡的治疗。

20. 替硝唑具**致癌**、**致突变**作用,但人体中尚缺乏资料。

第十三节 磺胺类抗菌药及氧苄啶

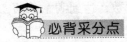
必背采分点

1. 常用的磺胺类药有磺胺甲噁唑(SMZ)和**磺胺嘧啶**。

2. 甲氧苄啶(TMP)具有一定的抗菌作用,但更重要的是它能**增强**磺胺类的抗菌作用，因此常将它们制成复方制剂应用，如复方磺胺甲噁唑片和联磺甲氧苄啶片。

3. 磺胺甲噁唑可致肝损害，发生黄疸、肝功能减退，严重者可发生**急性肝坏死**。故有肝功能损害患者宜避免全身应用。

4. 磺胺类药对衣原体、原虫、少数真菌也有效果，但对**立克次体**无效。

5. 磺胺类药根据其消除半衰期不同，又分为短效类（半衰期2～4小时）如**磺胺异噁唑**、磺胺二甲嘧啶。

6. 中效类（半衰期6～12小时）如**磺胺嘧啶**、磺胺甲噁唑。

7. 长效类（半衰期150～200小时）如**磺胺多辛**。

8. 磺胺嘧啶口服易吸收，排泄较慢，因血浆蛋白结合率低，易通过血—脑屏障，脑脊液中浓度高，故为治疗**流行性脑脊髓膜炎**的首选药之一，也是治疗全身感染的常用药物。

9. 磺胺甲噁唑又名**新诺明**，口服易吸收，与甲氧苄啶组成复方新诺明，抗菌作用和疗效增强。

10. **柳氮磺吡啶**用于肠道手术前预防感染。

11. 磺胺米隆和磺胺嘧啶银用于大面积烧伤。

12. 甲氧苄啶的抗菌谱与磺胺相似，抗菌活性强于磺胺**20～100倍**，单用易耐药。

13. 磺胺类药常见**过敏反应**（表现为药疹，严重者可发生渗出性多形性红斑、剥脱性皮炎和大疱表皮松解萎缩性皮炎等）。

14. 由于磺胺药与胆红素竞争蛋白结合部位，可致游离胆红素增高。新生儿肝功能不完善，故较易发生**高胆红素血症和新生儿黄疸**，偶可发生核黄疸。

15. 磺胺类药少见肝功能减退，严重者可发生**急性肝坏死**。

16. 甲氧苄啶对叶酸代谢的干扰可出现白细胞减少、血小板计数减少或**高铁血红蛋白性贫血**。

17. 磺胺类药合用碱化尿液药（碳酸氢钠）可增加磺胺类药在碱性尿中溶解度，使排泄**增多**。

18. PABA 可代替磺胺类药被细菌摄取，两者相互**拮抗**。

19. 口服抗凝血药、降糖药、甲氨蝶呤、苯妥英钠和硫喷妥钠与磺胺类药同用时，磺胺药可取代这些药物的蛋白结合部位，或抑制其代谢，以致药物作用**时间延长或毒性发生**。

20. 磺胺类药与溶栓药合用时，可能**增大**其潜在的毒性作用。

21. 磺胺类药与有肝毒性药合用，可能引起肝毒性发生率的**增高**。

22. 磺胺类药与有光敏感药合用可能发生**光敏感的相加作用**。

23. 接受磺胺类药治疗者对维生素 K 的需要量**增加**。

24. 磺胺类药可能干扰青霉素类药的**杀菌作用**。

25. 骨髓抑制剂与甲氧苄啶同用时发生白细胞、血小板减少的机会**增加**。

26. 甲氧苄啶不宜与抗肿瘤药、2,4-二氨基嘧啶类药同时应用,也不宜在应用其他叶酸拮抗药治疗的疗程之间应用甲氧苄啶。因为有产生**骨髓再生不良或巨幼红细胞贫血**的可能。

27. 甲氧苄啶与利福平合用时可明显**增加**甲氧苄啶清除,血清半衰期缩短。

28. 甲氧苄啶与环孢素合用可增加**肾毒性**。

29. 甲氧苄啶与普鲁卡因胺合用时可减少普鲁卡因胺的肾清除,致普鲁卡因胺及其代谢物 N-乙酰基普鲁卡因胺的**血浓度增高**。

30. 甲氧苄啶与华法林合用时可抑制该药的代谢而增强其**抗凝作用**。

31. 治疗过程中应补充足量水,使成人一日尿量至少维持在 2000mL 以上,以防发生**结晶尿、血尿和管型尿**等。

32. 磺胺嘧啶能抑制大肠埃希菌的生长,妨碍 B 族维生素的肠内合成,使用**1 周以上**者,应同时给予维生素 B 预防。

33. 磺胺嘧啶注射液不宜做**皮下或鞘内**注射。

34. 磺胺嘧啶口服,用于一般感染。成人一次 1g,一日 2 次,首次**剂量加倍**。

35. 磺胺嘧啶缓慢静脉注射或滴注,用于严重感染,如流行性脑脊髓膜炎。成人首剂 **50mg/kg**,继以一日 100mg/kg,分 3~4 次静脉滴注或缓慢静脉注射。

第十四节 其他类抗菌药

必背采分点

1. 其他类抗菌药物包含磷霉素、**利奈唑胺**、夫西地酸、小檗碱等。

2. 磷霉素通过**抑制细菌细胞壁的合成**而发挥抗菌作用,对革兰阳性、阴性菌均具较好活性。

3. 利奈唑胺和夫西地酸均通过**抑制细菌蛋白质的合成**而发挥作用,利奈唑胺主要用于治疗由需氧革兰阳性菌引起的感染。

4. 夫西地酸主要对葡萄球菌,包括对青霉素、甲氧西林和其他抗菌药物**耐药的菌株**具有较强活性。

5. 磷霉素对革兰阳性菌、革兰阴性菌均具杀菌作用,对**多种抗生素耐药的葡萄球菌**显示优异的抗菌作用。

6. 磷霉素对铜绿假单胞菌、大肠埃希菌、沙雷菌属、志贺菌属、耶尔森菌、铜绿假单胞菌、肺炎克雷伯菌、产气肠杆菌、弧菌属和气单胞菌属等革兰阴性菌也具有**较强的抗菌活性**。

7. 磷霉素进入人体后,在体内各组织体液中分布广泛,组织中浓度以**肾**为最高,其次为心、肺、肝等,其主要经肾排泄。

8. 利奈唑胺属噁唑烷酮类,可用于治疗由**需氧革兰阳性菌**引起的感染,其体外抗菌谱还包括一些革兰阴性菌和厌氧菌。

9. 利奈唑胺为**肠球菌和葡萄球菌**的抑菌剂,为大多数链球菌的杀菌剂。

10. 口服给药后,利奈唑胺吸收快速而完全,给药后 1~2 小时达到血浆峰浓度,绝对生物利用度约为 100%,故利奈唑胺**口服或静脉**给药无须调整剂量。

11. 利奈唑胺在临床主要用于**耐万古霉素的屎肠球菌**引起的感染及其他敏感菌引起的肺炎、皮肤软组织感染等。

12. 夫西地酸通过**抑制细菌的蛋白质合成**而产生杀菌作用,可能是由于干扰了 G 因子参加蛋白质合成的移位作用而抑制蛋白质的合成,最终导致细菌死亡。

13. 夫西地酸对一系列革兰阳性菌有强大的抗菌作

用,葡萄球菌,包括对青霉素、甲氧西林和其他抗菌药物耐药的菌株,均对其高度敏感,但其抗生素后效应较短,仅**1~2小时**。

14. 夫西地酸具有极好的**组织渗透能力**,在体内分布广泛。临床上尤为重要的是,夫西地酸不仅在血液供应丰富的组织中有高浓度,而且在血管分布较少的组织中也同样具有高浓度。

15. 夫西地酸在肝脏代谢,主要由**胆汁**排出,几乎不经肾脏排泄。

16. 夫西地酸与临床应用的其他抗菌药物之间无**交叉过敏性**。

17. 磷霉素常见腹部不适、稀便或腹泻。偶见皮疹、嗜酸性粒细胞增多、红细胞或血小板及白细胞降低、肝脏氨基转移酶 AST 及 ALT 一过性升高、头晕、头痛等。罕见出现**过敏性休克**。

18. 利奈唑胺常见失眠、头痛、腹泻、皮疹、瘙痒、发热、口腔或阴道念珠菌病、真菌感染。用药时间**过长(超过28日)**时可有骨髓抑制(贫血、白细胞减少和血小板减少)、周围神经病和视神经病(有的进展至失明)、乳酸性酸中毒。

19. 夫西地酸静脉滴注可致**血栓性静脉炎和静脉痉挛**。一日用药 1.5~3g 时有可逆性肝脏氨基转移酶 AST

及 ALT 增高。

20. 夫西地酸大剂量静脉给药时，个别患者用药后出现**可逆性黄疸**。

21. 夫西地酸可与耐青霉素酶的青霉素类、头孢菌素类、红霉素、氨基糖苷类、林可霉素、利福平或万古霉素联合使用，并可获得**相加或协同**作用的效果。

22. 夫西地酸与他汀类药联合使用可能导致血浆中两者药物浓度的显著升高，引起**肌酸激酶水平升高**，有引发横纹肌溶解症、肌肉无力和疼痛的风险。

23. 磷霉素静脉滴注速度宜缓慢，静脉滴注时间**1~2小时**。

24. 磷霉素口服，成人一日**2~4g**，分 3~4 次服。

25. 利奈唑胺可能发生**假膜性**结肠炎。

26. 利奈唑胺可能发生**乳酸性**酸中毒。

27. 利奈唑胺口服或静脉滴注：滴注时间**30~120分钟**。

28. 夫西地酸用于敏感细菌，尤其是**葡萄球菌**引起的各种感染，如骨髓炎、败血症、心内膜炎、反复感染的囊性纤维化、肺炎、皮肤及软组织感染、外科及创伤性感染等。

29. 夫西地酸口服，成人一日 1.5g，分 3 次服，重症**加倍**。

30. 小檗碱用于<u>敏感细菌所致的肠道感染</u>如胃肠炎、细菌性痢疾、腹泻及眼结膜炎、化脓性中耳炎。

31. 小檗碱不宜<u>肌内注射</u>。

32. 小檗碱口服，成人一次<u>0.1～0.4g</u>，一日3次。

历年考题

【A型题】监测他汀类药所致肌毒性的临床指标是（　）【2016年真题】

A. 乳酸脱氢酶　　B. 尿淀粉酶

C. 碱性磷酸酶　　D. 肌酸激酶

E. γ-谷氨酰转移酶

【考点提示】D。监测他汀类药所致肌毒性的临床指标是肌酸激酶。如夫西地酸与他汀类药联合使用可能导致血浆中两者药物浓度的显著升高，引起肌酸激酶水平升高，有引发横纹肌溶解症、肌肉无力和疼痛的风险。

第十五节　抗结核分枝杆菌药

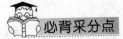

1. 结核病治疗的原则是"<u>早期、联合、规律、全</u>

程、适量"。

2. 结核病的化学治疗第 1 阶段为强化期,一般为 2 个月,常以异烟肼(H)、利福平或利福喷汀(R 或 L)、吡嗪酰胺(Z)3 种核心药及乙胺丁醇(E)或链霉素(S)等 3~4 种药物联合,简称 **2HRZE(S)方案**。

3. 第 2 阶段为持续期,一般为 4 个月,常联用异烟肼、利福平、乙胺丁醇 3 药,简称 **4HRE 方案**。

4. **丙磺舒**可与利福平竞争被肝细胞的摄入,使利福平血浆药物浓度增高并产生毒性反应,但该作用不稳定。

5. 链霉素跨膜能力差,不易透过细胞膜,故主要对**细胞外结核分枝杆菌**有效。

6. 吡嗪酰胺与别嘌醇、秋水仙碱、丙磺舒、磺吡酮合用,可**增加血尿酸浓度**而降低上述药物对痛风的疗效。

7. 链霉素具氨基糖苷类药物共有的耳、肾毒性等,对第Ⅷ对脑神经有损害作用,可引起**不可逆耳聋**。

8. 对氨基水杨酸钠可**增强**抗凝血药(香豆素或茚满二酮衍生物)的作用。

9. 异烟肼选择性作用于结核分枝杆菌,对静止期结核杆菌有抑制作用,对繁殖期结核杆菌有杀灭作用,因其穿透性强,故对细胞内外的结核杆菌均有作用,是**全**

效杀菌剂。

10. 对氨基水杨酸钠可能影响利福平的吸收，导致**利福平的血浆浓度降低**。

11. **异烟肼**为目前治疗各种类型结核病的首选药，常与其他抗结核药合用，单用适用于结核病的预防。

12. 异烟肼的主要代谢产物为 **N－乙酰异烟肼**。

13. **H3 R3 E3 方案**，即一周 3 次服用异烟肼、利福平、乙胺丁醇。

14. 异烟肼与吡嗪酰胺、烟酸或其他化学结构有关药物存在**交叉过敏**。

15. 肾功能减退但血肌酐值 **<6mg/100mL** 者，异烟肼的用量无须减少。

16. 利福平对多种革兰阳性球菌，特别是**耐药金黄色葡萄球菌**具有强大抗菌作用，较高浓度时，对革兰阴性菌如大肠埃希菌、变形杆菌、流感杆菌等及沙眼衣原体和某些病毒也有抑制作用。

17. 利福平与**万古霉素（静脉）**可联合用于甲氧西林耐药葡萄球菌所致的严重感染。

18. 利福喷汀为**长效利福霉素类衍生物**，抗菌活性强，半衰期长，一周用药 1~2 次，可替代利福平作为抗结核治疗联合用药之一。

19. 利福布汀也为利福霉素的衍生物，其特点是对

鸟分枝杆菌有效。

20. 利福平与红霉素联合方案用于**军团菌属**严重感染。

21. 现临床常采用**低剂量（每日 15～30mg/kg）、短疗程（6 个月）**使用吡嗪酰胺进行三药或四药联合，治疗其他抗结核药疗效不佳的患者。

22. 乙胺丁醇对繁殖期结核杆菌和其他分枝杆菌有**较强抑制作用**，对其他微生物几乎无作用，仅对生长繁殖期细菌有效，对静止期细菌几乎无影响。

23. 乙胺丁醇单用可产生耐药性，与其他抗结核药之间无交叉耐药性，常与其他抗结核药联用治疗各型结核病，特别是用**异烟肼和链霉素**治疗无效的患者。

24. 对氨基水杨酸钠抗菌谱极窄，仅对**细胞外的结核分枝杆菌**有抑制作用，存在干酪组织及脓液时能降低其抑菌作用。

25. 氟喹诺酮类中一些药品具有较高的**抗结核分枝杆菌活性**和较低的副作用，如莫西沙星、环丙沙星、左氧氟沙星、氧氟沙星、加替沙星。

26. 利福平可引起**白细胞和血小板减少**，并致齿龈出血和感染、伤口愈合延迟等。用药期间应避免拔牙术，并注意口腔卫生、刷牙及剔牙。

27. 对氨基水杨酸钠联合治疗用于**结核分枝杆菌**所

致的肺及肺外结核病。

28. 肝毒性与异烟肼的代谢产物**乙酰肼**有关，故易引起肝损害。

29. 利福平在疗程最初数周内，少数患者可出现肝脏氨基转移酶 AST 及 ALT 升高、肝肿大和黄疸，大多为**无症状的 AST 及 ALT 一过性升高**。

30. 利福平大剂量间歇疗法后偶可出现"**流感样症候群**"，表现为畏寒、寒战、发热、不适、呼吸困难、嗜睡及肌肉疼痛等，发生频率与剂量大小及间歇时间有明显关系。

31. 吡嗪酰胺常见**关节痛（由于高尿酸血症引起，常轻度，有自限性）**；发生率较少的有发热、乏力或软弱、眼或皮肤黄染（肝毒性）、畏寒。

32. 含铝抗酸剂可**延缓并减少**异烟肼服后的吸收，使血浆药物浓度减低。

33. 异烟肼与**环丝氨酸**同服时，可增加中枢神经系统不良反应（如头昏或嗜睡），需调整剂量，并密切观察中枢神经系统毒性征象，尤其对从事需要灵敏度较高工作者。

34. 利福平与异烟肼合用时可增加肝毒性的危险性，尤其是**已有肝功能损害者或为异烟肼快乙酰化者**。

35. 异烟肼为维生素 B_6 的拮抗剂，可增加维生素

B₆ 经肾排出量，因而可能导致**周围神经炎**。

36. 异烟肼与糖皮质激素（尤其泼尼松龙）合用时，可增加异烟肼在肝内的代谢及排泄，导致后者血浆浓度减低而影响疗效，在**快乙酰化者**更为显著，应适当调整剂量。

37. 异烟肼不宜与酮康唑或咪康唑合用，因可使后两者的血浆药物浓度**降低**。

38. 异烟肼与对乙酰氨基酚合用时可**增加**肝毒性及肾毒性。

39. 异烟肼与卡马西平同时应用时，异烟肼可抑制其代谢，使卡马西平的血浆药物浓度增高，而引起**毒性反应**。

40. 卡马西平可诱导异烟肼的微粒体代谢，使具有**肝毒性的中间代谢物增加**。

41. 对氨基水杨酸盐可影响利福平的吸收，导致其血浆药物浓度减低；如必须联合应用时，两者服用间隔至少**6 小时**。

42. 利福平可**促进雌激素的代谢或减少其肠肝循环**，降低口服避孕药的作用，导致月经不规则、月经间期出血和计划外妊娠。

43. 利福平与咪康唑或酮康唑合用，可使后两者血浆药物**浓度减低**。

44. 糖皮质激素、盐皮质激素、抗凝血药、氨茶碱、茶碱、氯霉素、氯贝丁酯、环孢素、维拉帕米、普罗帕酮、甲氧苄啶、口服降血糖药、促皮质素、强心苷类、丙吡胺等与利福平合用时,由于后者诱导肝微粒体酶活性,可使上述药品的药效减弱,因此除**地高辛**外,在用利福平前和疗程中上述药物需调整剂量。

第十六节　抗真菌药

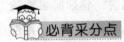

必背采分点

1. 真菌感染可根据真菌侵犯部位分为<u>浅表部真菌病和侵袭性真菌病</u>。

2. <u>浅表部真菌病</u>指表皮、毛发和甲板等部位的真菌感染。

3. <u>侵袭性真菌病</u>指侵犯皮肤真皮黏膜和侵袭组织内脏的真菌引起的感染性疾病。

4. 常用抗真菌药按化学结构可分为多烯类、唑类、**丙烯胺类**、棘白菌素类、嘧啶类、其他。

5. 这些药物作用机制不同,其中,多烯类、唑类、丙烯胺类等可损害**真菌细胞膜的屏障**作用。

6. 棘白菌素类**抑制真菌细胞壁主要成分葡聚糖**的

合成。

7. 氟胞嘧啶干扰真菌**DNA 和 RNA**的合成。

8. 灰黄霉素干扰**真菌的 DNA** 合成和有丝分裂。

9. 对深部和播散性念珠菌感染的治疗：近期未用过唑类抗真菌药且临床情况稳定的念珠菌（光滑和克柔念珠菌除外）感染，首选**氟康唑**。

10. 溶解**米卡芬净**时勿用力摇晃输液袋，因易起泡，且泡沫不易消失。

11. 单用氟胞嘧啶在短期内可产生**真菌对氟胞嘧啶的耐药菌株**。治疗播散性真菌病时通常与两性霉素 B 联合应用。

12. 隐球菌病是**新生隐球菌**所致的感染性疾病。隐球菌性脑膜炎是最常见的真菌性脑膜炎，可危及生命。

13. 隐球菌性脑膜炎的治疗可选择静脉应用**两性霉素 B 联合氟胞嘧啶**治疗 2 周后，再口服氟康唑 8 周，或直至培养转阴性。

14. **伊曲康唑**可用于治疗免疫健全者的隐性非脑膜感染，包括慢性肺组织胞浆菌病。酮康唑是免疫健全者的另一可选药物。

15. 组织胞浆菌病中，对爆发性或严重感染，首选静脉输注**两性霉素 B**。

16. 组织胞浆菌病中，在感染控制后，**伊曲康唑**可用于预防复发。

17. 糖尿病患者有可能同时使用氟康唑和口服磺酰脲类药，此时应警惕患者可能发生**低血糖**。

18. 多烯类损伤**真菌细胞膜**，使其他药物更易进入真菌细胞内，因此与其他抗真菌药如氟胞嘧啶或唑类抗真菌药合用可出现协同作用。细菌细胞膜上无类固醇，故对细菌无效。

19. 人体肾小管细胞和红细胞的细胞膜上含有类固醇，多烯类药可引起**肾损伤和红细胞膜损伤**。

20. 多烯类代表药有**两性霉素 B、制霉菌素**。

21. 对同时口服磺酰脲类药（氯磺丙脲、格列本脲、格列吡嗪和甲苯磺丁脲）的健康志愿者，氟康唑可延长这些药物的**血清半衰期**。

22. 两性霉素 B 静脉滴注用于真菌性肺炎、心内膜炎、尿路感染等，鞘内注射用于真菌性脑膜炎，口服可用于**肠道真菌感染**。

23. 制霉菌素对**念珠菌属的抗菌活性强**，隐球菌、曲霉、双相真菌、皮肤癣菌等对其亦敏感。

24. 制霉菌素对于阴道毛滴虫、利什曼原虫也有效，**口服**后不易吸收，几乎全部从粪便中排出。

25. 唑类抗真菌药可抑制**真菌的过氧化酶**，使真菌细胞内过氧化物堆积，导致真菌细胞死亡。

26. 唑类药物抗真菌谱广，对多数表浅部和深部真菌有效，**口服**生物利用度高，毒性较低，临床应用广泛，为目前抗真菌治疗的主力军。

27. 按化学结构可将唑类抗真菌药分为咪唑类和**三唑类**两类。

28. 咪唑类包括克霉唑、咪康唑、益康唑、酮康唑、联苯苄唑、舍他康唑、异康唑等，目前均主要作为**局部用药**。

29. 所有唑类药物在**肝脏**代谢，对肝药酶的亲和力低，但也有一定的抑制作用，故可产生相应的不良反应和药物相互作用。

30. 与咪唑类相比，三唑类在体内代谢**较慢**，对真菌酶的选择性较高，对人体的毒性作用小，疗效较好。

31. 酮康唑为**广谱抗真菌药**，对多种表浅部和深部真菌均显示活性。

32. 酮康唑半衰期伴随剂量增加而延长，一般剂量的半衰期为**6.5~9小时**。

33. 酮康唑可用于**雄激素依赖性前列腺癌的骨痛**。

34. 氟康唑的抗菌谱包括念珠菌、新型隐球菌、糠秕马拉色菌、小孢子菌属、毛癣菌属、表皮癣菌属、皮炎芽生菌、粗球孢子菌、荚膜组织胞浆菌、斐氏着色菌、卡氏枝孢菌等，但对**克柔念珠菌、光滑念珠菌和霉**

菌属不敏感。

35. 氟康唑抗菌活性强，比酮康唑强**5~20倍**。

36. 氟康唑水溶性好，口服吸收好，吸收率可达**80%**。

37. 氟康唑血浆蛋白结合率低，仅为**11%**，穿透力强，体内分布广泛，脑脊液中药物浓度较高，可达血浆药物浓度的50%~90%。

38. 在唑类药物中，**氟康唑**对肝药酶的抑制作用最小，毒副作用较少较轻，治疗指数最大。

39. 氟康唑约80%以原型药物经肾排泄，半衰期为**25~30小时**，肾功能不全的患者明显延长。

40. 氟康唑临床主要用于**全身性或局部念珠菌、隐球菌**等真菌感染及预防易感人群真菌感染。

41. 伊曲康唑对皮肤癣菌、酵母菌、曲霉菌、组织胞浆菌、巴西副球孢子菌、某些镰刀菌、分枝孢子菌、皮炎芽生菌等均具有**高度抗菌活性**。

42. 伊曲康唑脂溶性高，**口服**吸收较好。

43. 伊曲康唑主要经**肝药酶 CYP3 A4**代谢，原型药物及其主要代谢物的血浆蛋白结合率大于99%，不易进入脑脊液，单次给药后消除半衰期为30~40小时。多次给药时4日才能达到稳态浓度，因此，推荐采用负荷剂量用药。

44. 伊曲康唑临床用于手足癣、体癣、股癣等表浅部真菌感染和**系统性念珠菌病、曲霉菌病**等深部真菌感染。

45. 伏立康唑的抗菌谱与伊曲康唑相近，抗菌活性为氟康唑的 10~500 倍，**其抗白色念珠菌和双相型真菌**的作用尤为突出，对多种耐氟康唑、两性霉素 B 的真菌仍有显著的抗菌活性。

46. 丙烯胺类抗真菌药的作用机制为抑制真菌合成麦角固醇的关键酶——**角鲨烯环氧酶**，引起麦角固醇合成受阻，导致真菌细胞膜的屏障功能受损而产生抗真菌活性。

47. 萘替芬具有较高**抗真菌活性**，局部治疗皮肤癣菌病的效果优于克霉唑和益康唑，治疗白色念珠菌病效果同克霉唑。

48. **降低胃酸度**的药物会影响伊曲康唑的吸收。

49. 布替萘芬则对发癣菌、小孢子菌和表皮癣菌等皮肤真菌具有较强的作用，且经皮肤、角质层渗透迅速，潴留时间长，**24 小时仍可保留高浓度**。

50. 丙烯胺类代表药为**特比萘芬**，其对皮肤癣菌具杀菌效应。

51. 特比萘芬口服吸收良好，食物对其生物利用度无影响，由于首关效应，进入血液循环的量约为 40%，血浆蛋白结合率高达99%，体内分布广泛，具有**亲脂性和亲角质性**。

52. 特比萘芬经肝脏代谢，代谢物70%经肾脏排泄，开始用药半衰期约为12小时，达稳态血浆药物浓度时其半衰期可延长，**长达200小时**以上，肝肾功能不全者半衰期延长。

53. 米卡芬净用于**曲霉菌和念珠菌**引起的真菌血症、呼吸道真菌病、胃肠道真菌病。

54. 不得使用任何含有**葡萄糖**的稀释液，因为卡泊芬净在这样的稀释液中不稳定。不得将卡泊芬净与任何其他药物混合或同时输注。

55. 卡泊芬净静脉滴注，成人首日一次**70mg**负荷剂量，之后给予维持剂量一日50mg。

56. 灰黄霉素与雌激素类避孕药合用，可**降低**口服避孕药的效果。

57. 氟胞嘧啶**口服**吸收快速且接近完全，与静滴后血浆药物浓度相同。

58. 氟胞嘧啶对念珠菌属、隐球菌属和部分暗色真菌等有抗菌作用，因其极易产生耐药性，极少单独用药，主要与**两性霉素B、氟康唑或伊曲康唑**等联合应用治疗隐球菌病和深部念珠菌病。

59. 灰黄霉素抗生素类抗真菌药有**灰黄霉素、克念**

菌素、曲古霉素等。

60. 灰黄霉素抗生素类抗真菌药对各种皮肤癣菌具有抑制作用，口服用于抗表浅部真菌感染，对**深部真菌和细菌**无效。

61. 灰黄霉素还有类似秋水仙碱和长春花碱类的作用，因而有**抗炎效果**。

62. 多烯类抗真菌药药液外渗可引起**血栓性静脉炎**。

63. 咪唑类抗真菌药可致**肝毒性**，主要表现为乏力、黄疸、深色尿液、粪便色白、肝脏氨基转移酶 AST 及 ALT 一过性升高、急性肝萎缩或坏死甚至死亡。

64. 三唑类抗真菌药十分常见肝脏氨基转移酶 AST 及 ALT **升高**。

65. 由两性霉素 B 所致的低钾血症可**增强**潜在的洋地黄毒性。

66. 两性霉素 B 与氟胞嘧啶具有**协同作用**，但氟胞嘧啶可增加细胞对前者的摄取并损害其经肾排泄，从而增强氟胞嘧啶的毒性反应。

67. 两性霉素 B 与抗真菌药如酮康唑、氟康唑、伊曲康唑等在体外具**拮抗作用**。

68. 两性霉素 B 与氨基糖苷类、抗肿瘤药、卷曲霉素、多黏菌素、万古霉素等有肾毒性药合用，可**增强其肾毒性**。

药学专业知识（二）

69. 应用尿液碱化药可增强两性霉素 B 的排泄，并防止或减少<u>肾小管酸中毒发生</u>的可能。

70. 氟康唑与利福平合用时，可致氟康唑的药-时曲线下面积减少<u>25%</u>，并使其半衰期缩短 20%。

历年考题

【A 型题】1. 治疗侵袭性念珠菌病首选（　　）【2015 年真题】

　　A. 伏立康唑　　　B. 氟胞嘧啶
　　C. 氟康唑　　　　D. 灰黄霉素
　　E. 特比萘芬

【考点提示】C。侵袭性念珠菌病：由念珠菌侵犯内脏器官所引起的感染。氟康唑耐药的念珠菌感染，或病情危重，有血流动力学不稳定、器官功能障碍的患者可选用卡泊芬净、伏立康唑或两性霉素 B 与氟胞嘧啶联用。

【A 型题】2. 治疗侵袭性曲霉菌病首选（　　）【2015 年真题】

　　A. 伏立康唑　　　B. 氟胞嘧啶
　　C. 氟康唑　　　　D. 灰黄霉素
　　E. 特比萘芬

【考点提示】A。曲霉菌主要通过呼吸道侵入机体。

除侵犯肺脏外，也可侵犯体内的窦腔、心脏、脑和皮肤。曲霉菌治疗：伏立康唑为首选，也可考虑两性霉素B（若考虑药物存在毒副作用或肾损害时可选择脂质体两性霉素B）治疗。

【A型题】3. 治疗皮肤浅表性癣菌病首选(　　)【2015年真题】

A. 伏立康唑　　B. 氟胞嘧啶
C. 氟康唑　　　D. 灰黄霉素
E. 特比萘芬

【考点提示】E。特比萘芬临床作为皮肤癣菌病的首选，还可用于孢子丝菌病、着色芽生菌病和曲霉病等的治疗。

【A型题】4. 肝毒性大，对肝药酶影响大，药物相互作用多的抗真菌药是(　　)【2015年真题】

A. 两性霉素B　　B. 卡泊芬净
C. 氟胞嘧啶　　　D. 阿糖胞苷
E. 酮康唑

【考点提示】E。酮康唑可抑制CYP3A4代谢活性。

【A型题】5. 制成脂质体以降低药物肾毒性的抗真

菌药是(　　)【2015 年真题】

　　A. 两性霉素 B　　　B. 卡泊芬净
　　C. 氟胞嘧啶　　　　D. 阿糖胞苷
　　E. 酮康唑

【考点提示】A。两性霉素 B 的肾毒性较大,限制其临床应用,经过改造,开发出了脂质体两性霉素 B,在两性霉素 B 分子的外面包裹了生物脂质体,其进入体内可直接结合至真菌的感染灶,在吸附于真菌细胞膜表面后,真菌产生的磷脂酶能水解其中的脂质,使两性霉素 B 逸出,渗入机体,并以高浓度集中于该处组织,杀灭真菌。

【A 型题】6. 与其他抗真菌药无交叉耐药性的棘白霉素类抗真菌药是(　　)【2015 年真题】

　　A. 两性霉素 B　　　B. 卡泊芬净
　　C. 氟胞嘧啶　　　　D. 阿糖胞苷
　　E. 酮康唑

【考点提示】B。棘白菌素类抗真菌药主要有卡泊芬净、米卡芬净,和其他抗真菌药物之间无交叉耐药,因此对唑类药耐药的真菌仍有效;耐受性好,不良反应少,药物相互作用少。

第十一章 抗病毒药

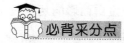

1. 按对不同病毒的作用，抗病毒药可分为两类：**抗非逆转录病毒药和抗逆转录病毒药**。

2. **抗逆转录病毒药**多用于治疗人获得性免疫缺陷病毒（HIV）感染的获得性免疫缺陷综合征（艾滋病）。

3. 目前临床常用的抗病毒药主要有广谱抗病毒药、抗流感病毒药、抗疱疹病毒药、**抗乙型肝炎病毒药**、抗HIV药。

4. 广谱抗病毒药主要包括**嘌呤或嘧啶核苷类似药与生物制剂**两类。

5. 嘌呤或嘧啶核苷类似药代表为**利巴韦林**。

6. 生物制剂代表为**干扰素、胸腺肽 α_1 及转移因子**。

7. 目前临床所用的干扰素有**重组型、自然型**和长效型，用于治疗多种病毒感染性疾病，如慢性肝炎、疱疹性角膜炎、带状疱疹等，另外还广泛用于肿瘤的治疗。

8. 胸腺肽 α_1 为一组免疫活性肽，可**诱导 T 细胞分化成熟**，并调节其功能。临床用于慢性肝炎、艾滋病、其他病毒性感染及肿瘤的治疗或辅助治疗。

9. 抗流感病毒药有金刚烷胺、金刚乙胺、**扎那米韦、奥司他韦**等。

10. 金刚烷胺和金刚乙胺的抗病毒机制有两方面：第一作用于具有离子通道作用的 M_2 蛋白而影响病毒脱壳和复制等。第二可通过**影响血凝素**而干扰病毒组装。

11. 金刚烷胺、金刚乙胺两种药物仅对**亚洲甲型流感病毒**有效，金刚乙胺的抗病毒作用比金刚烷胺强 4~10 倍。

12. 体外试验表明，扎那米韦对金刚烷胺和金刚乙胺耐药病毒仍有抑制作用，其抗病毒机制为**抑制病毒神经酰胺酶**。

13. 奥司他韦是前药，其活性代谢产物奥司他韦羧酸盐是强效的选择性的甲型和乙型流感病毒神经氨酸酶抑制剂，通常用于**甲型或乙型流感病毒**治疗，对甲型 H1N1 型流感和高致病性禽流感 H5N1 感染者有防治作用。

14. 抗疱疹病毒药包括阿昔洛韦、伐昔洛韦、**泛昔洛韦、喷昔洛韦**、西多福韦、膦甲酸钠、阿糖腺苷等。

15. 阿昔洛韦是人工合成的无环鸟苷类似物，为抗

DNA 病毒药,对 RNA 病毒无效,对 **I 型和 II 型单纯疱疹病毒**作用最强,对带状疱疹病毒作用较弱。

16. 阿昔洛韦主要用于**单纯疱疹病毒**引起的生殖器感染、皮肤黏膜感染、角膜炎及疱疹病毒脑炎和带状疱疹。

17. 伐昔洛韦为**阿昔洛韦**的前药,在体内水解成阿昔洛韦而发挥作用。

18. 西多福韦为**胞嘧啶核苷酸类似物**,其被细胞内酶代谢为二磷酸型而竞争性抑制三磷酸脱氧胞苷,并可作为病毒 DNA 多聚酶的底物而抑制病毒 DNA 的合成。

19. 西多福韦用药**间隔可很长**,甚至单次用药即对单纯疱疹病毒、水痘等病毒感染有效。

20. 膦甲酸钠为无机焦磷酸盐类似物,对**巨细胞病毒和疱疹病毒**有效。

21. 膦甲酸钠**可逆性、非竞争性**阻断病毒 DNA 多聚酶的焦磷酸结合点,抑制焦磷酸从三磷酸脱氧核苷上裂解出来,从而抑制病毒的核酸合成。

22. 膦甲酸钠临床可用于治疗**巨细胞病毒**引起的视网膜炎等感染,也可用于耐阿昔洛韦的单纯疱疹病毒和带状疱疹病毒感染。

23. 阿糖腺苷为**人工合成的嘌呤核苷类衍生物**,在细胞内转变为具有活性的三磷酸阿糖腺苷,通过抑制病毒 DNA 多聚酶、干扰其 DNA 合成而发挥作用。

24. 阿糖腺苷临床静脉滴注可用于治疗**单纯疱疹病毒性脑炎**，局部外用于疱疹病毒性角膜炎。

25. 乙型肝炎病毒（HBV）对拉米夫定可产生耐药性，耐拉米夫定者仍可对**阿德福韦**敏感。

26. 拉米夫定与阿德福韦和喷昔洛韦联用时，拉米夫定对 HBV 的**作用增强**。

27. 拉米夫定还可抑制 HIV 逆转录酶而发挥**抗 HIV**作用。

28. 临床应用拉米夫定主要治疗**乙型肝炎和 AIDS**。

29. 阿德福韦为磷酸腺苷类似物，阿德福韦二匹伏酯为其**二酯型前体药物**。

30. 使用抗乙型肝炎病毒药十分常见的不良反应是**肝炎恶化**。

31. 利巴韦林可能有**抑制**司坦夫定的作用。

32. 利巴韦林与去羟肌苷或司坦夫定合用，能够**增加**不良反应发生的危险性。

33. α-干扰素与高三尖杉酯碱合用，在体外可**协同抑制**慢性粒细胞白血病慢性期的肿瘤细胞生长。

34. α-干扰素抑制茶碱的代谢，使茶碱的血浆药物**浓度升高**。

35. 干扰素与阿昔洛韦合用，具有**抗病毒**的协同作用。

36. 金刚烷胺与抗胆碱药合用,可**增加**抗胆碱不良反应的危险性。

37. 金刚烷胺和抗精神病药、多潘立酮、甲基多巴、丁苯那嗪、甲氧氯普胺等合用,可增加**锥体外系**不良反应的风险。

38. 金刚烷胺和美金刚合用增加**中枢神经系统毒性**(建议避免合用);美金刚可能增强多巴胺能药物的作用。

39. 奥司他韦与疫苗两者之间可能存在相互作用,除非临床需要,在使用减毒活流感疫苗**2周内**不应服用奥司他韦。

40. 阿昔洛韦与齐多夫定合用可引起**肾毒性**,表现为深度昏睡和疲劳。

41. 抗疱疹病毒药与丙磺舒**竞争性抑制有机酸分泌**,合用丙磺舒可使阿昔洛韦自尿路排泄速度减慢,半衰期延长,体内药物量蓄积。

42. 由于齐多夫定和更昔洛韦均有可能引起中性粒细胞减少和贫血,两者同用时可**增强**这种作用。

43. 更昔洛韦与丙磺舒合用时,前者肾清除率**降低**,这种相互作用与竞争肾小管分泌有关。

44. 膦甲酸钠不能与喷他脒联合静脉注射使用,以免发生**低钙血症**。

45. 阿糖腺苷不可与含**钙剂的输液剂**配伍。

46. 别嘌醇可加重阿糖腺苷对**神经系统的毒性**,不宜与别嘌醇并用。

47. 阿德福韦**不宜**与食物同时服用。

48. 阿德福韦与可能影响肾功能药物如环孢素、他克莫司、氨基糖苷类抗菌药物、万古霉素、非甾体抗炎药合用,可引起**肾功能损害**。

49. 更昔洛韦一次最大剂量为**6mg/kg**,充分溶解后,缓慢静滴。

50. 更昔洛韦溶液呈**强碱性**,故滴注时间不得少于1小时,避免与皮肤、黏膜接触,避免液体渗漏到血管外组织。

51. 利巴韦林用于**呼吸道合胞病毒**引起的病毒性肺炎与支气管炎、肝功能代偿期的慢性丙型肝炎患者。

52. 急性、慢性肾功能不全者不宜应用阿昔洛韦静脉滴注,滴速过快时可引起**急性肾衰竭**,应监测尿糖和肾功能。

53. 更昔洛韦并不能**治愈巨细胞病毒感染**,用于艾滋病患者合并感染时往往需长期维持用药,防止复发。

54. 更昔洛韦静脉滴注一次至少**1 小时**以上,患者需给予充足水分,以免增加毒性。

55. 更昔洛韦需充分溶解，浓度不能超过**10mg/mL**。

56. 泛昔洛韦用于**带状疱疹和原发性生殖器疱疹**。

57. 阿糖腺苷用于治疗**疱疹病毒感染**所致的口炎、皮炎、脑炎及巨细胞病毒感染。

58. 如注射阿糖腺苷部位出现疼痛，必要时可加**利多卡因**注射液解除疼痛症状。

59. 膦甲酸钠用于：艾滋病患者**巨细胞病毒性视网膜炎**；免疫功能损害患者耐阿昔洛韦单纯疱疹病毒性皮肤黏膜感染。

历年考题

【A 型题】1. 不属于抗乙型肝炎病毒的药品是（　）【2015 年真题】

A. 拉米夫定　　　　B. 恩替卡韦
C. 泛昔洛韦　　　　D. 干扰素
E. 阿德福韦酯

【考点提示】C。临床上用于抗乙型肝炎病毒的药物有拉米夫定、恩替卡韦、干扰素、阿德福韦酯。

【A 型题】2. 属于神经氨酸酶抑制剂的抗流感病毒药是（　）【2015 年真题】

A. 拉米夫定　　　　B. 更昔洛韦

C. 利巴韦林　　　　D. 阿德福韦酯
E. 奥司他韦

【考点提示】E。神经氨酸酶抑制剂有扎那米韦、奥司他韦。

第十二章 抗寄生虫药

第一节 抗疟药

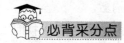

1. 疟疾是由疟原虫所引起的传染病,疟疾原虫可分为 4 种,即**间日疟原虫**、蛋形疟原虫(引起间日疟,48 小时发作 1 次)、三日疟原虫(引起三日疟,72 小时发作 1 次),以及恶性疟原虫(引起恶性疟,每 48 小时发作 1 次或呈弛张热)。

2. 各种抗疟药是通过影响**疟原虫生活史的不同发育阶段**(原发性红细胞外期、继发性红细胞外期、红细胞内期)而发挥抗疟效果或破坏疟原虫的组织结构及阻止复发传播的药物。

3. 主要用于控制**疟疾症状**的药物如青蒿素及其衍生物、氯喹、奎宁。

4. 主要用于**阻止复发和传播**的药物如伯氨喹。

5. 主要用于**病因性预防**的药物如乙胺嘧啶。

6. 青蒿素通过产生自由基，破坏**疟原虫的生物膜、蛋白质**等最终导致虫体死亡。

7. 青蒿素具有高效、速效、低毒的特点，对**红细胞内期疟原虫**有强大的杀灭作用，对红细胞外期疟原虫无效。

8. 青蒿素口服吸收迅速完全，有首关效应，导致血浆药物浓度较低，吸收后广泛分布于各组织中，也易透过一脑屏障进入脑组织，故对**脑型疟**有效。

9. 青蒿素体内代谢较快，有效血浆药物浓度维持时间短，不利于彻底杀灭疟原虫，故**复发率较高**。

10. 青蒿素临床用于控制**间日疟和恶性疟**的症状及耐氯喹虫株的治疗，也用于治疗凶险型恶性疟如脑型疟和黄疸型疟疾。

11. 青蒿素应用后复发率较高，**与伯氨喹**合用可降低复发率。

12. **氯喹**能杀灭红细胞内期的间日疟、三日疟及敏感的恶性疟原虫，药效强大，能迅速控制疟疾症状的发作，对恶性疟有根治作用，是控制疟疾症状的首选药。

13. 氯喹对**红细胞外期**的疟原虫无效，不能作病因性预防和良性疟的根治。

14. 氯喹临床用于控制疟疾的急性发作和**根治恶性**

疟，也可用于甲硝唑治疗无效或禁忌的阿米巴肝炎或肝脓肿；其具有免疫抑制作用，大剂量可用于治疗类风湿性关节炎、系统性红斑狼疮和肾病综合征等。

15. 奎宁和氯喹的作用相似，但由于不良反应较多，现已不作为首选抗疟药。临床主要用于耐氯喹及耐多药的恶性疟，尤其是**脑型恶性疟**。

16. 伯氨喹对**红细胞外期及各型疟原虫的配子体**均有较强的杀灭作用，对红细胞内期作用较弱，对恶性疟红细胞内期无效，因此不能控制疟疾症状的发作，临床作为控制复发和阻止疟疾传播的首选药。

17. 乙胺嘧啶对**原发性红细胞外期**疟原虫有抑制作用，是较好的病因性预防药。

18. 氯喹对神经肌肉接头有直接抑制作用，联合应用链霉素可**加重**此不良反应。

19. 洋地黄化后应用氯喹，可易引起**心脏房室传导阻滞**。

20. 氯喹与肝素或青霉胺合用，可**增加**出血机会。

21. 氯喹与伯氨喹合用可**根治间日疟**。

22. 伯氨喹作用于**间日疟原虫的红细胞外期**，与作用于红细胞内期的氯喹合用，可根治间日疟。

23. 伯氨喹不宜与其他具有**溶血作用和抑制骨髓造血功能**的药物合用。

药学专业知识（二）

24. 恶性疟脑型静脉滴注**奎宁**治疗仍为有效的抢救措施之一。

25. 对耐氯喹的恶性疟虫株，首选**咯萘啶或甲氟喹**，亦可应用青蒿素或乙胺嘧啶加磺胺多辛或奎宁。

26. 对于间日疟和三日疟，目前**氯喹和伯氨喹**为首选药。

27. 目前多以**乙胺嘧啶（或甲氧苄嘧啶）和磺胺药（磺胺多辛或氨苯砜）**联合应用，前者抑制二氢叶酸还原酶，后者抑制二氢叶酸合成酶，对疟原虫的叶酸代谢途径起到双重阻断作用，抑制虫株的叶酸和核酸合成。

历年考题

【A 型题】我国研制的没有"金鸡纳"反应的抗疟药是（　　）【2015 年真题】

A. 奎宁　　　　　　B. 青蒿素
C. 氯喹　　　　　　D. 伯氯喹
E. 乙胺嘧啶

【考点提示】B。植物内酯类是我国研制的首选抗疟药，品种较多，有青蒿素、蒿甲醚、青蒿琥酯、双氢青蒿素，其疗效良好，副作用轻微，唯复燃率较高。没有"金鸡纳"反应。

抗寄生虫药 第十二章

第二节 抗肠蠕虫药

必背采分点

1. 哌嗪对人体（尤其是儿童）具有**潜在的神经肌肉毒性**，应避免长期或反复过量使用。

2. 吡喹酮治疗血吸虫病，各种慢性血吸虫病采用总剂量**60mg/kg**的1~2日疗法，一日量分2~3次餐间服。

3. **甲苯咪唑和阿苯达唑**是治疗蛔虫病、蛲虫病、钩虫病和鞭虫病的首选药。

4. 甲苯咪唑可以**选择性地**使蠕虫的体被和脑细胞中的微管消失；直接抑制虫体对葡萄糖的摄取，减少糖原量，减少ATP生成，使其无法生长、繁殖，最终导致虫体死亡。

5. 阿苯达唑口服后吸收迅速，血浆药物浓度比甲苯咪唑**高100倍**，体内分布广泛，肝、肾、肺等组织中均有较高浓度。

6. 噻嘧啶对蛔虫、蛲虫和钩虫感染均有较好疗效，对**鞭虫**无效。

7. 吡喹酮为广谱抗蠕虫药，对各种血吸虫、华支睾吸虫、肺吸虫、肝片吸虫、姜片虫、囊虫和绦虫均有杀灭活性，对**眼囊虫**也有较好的活性。

8. 哌嗪与氯丙嗪合用，有可能引起**抽搐**，故应避免合用。

9. 哌嗪与噻嘧啶合用有**拮抗**作用产生，应避免合用。

10. 左旋咪唑与噻嘧啶合用可治疗**严重的钩虫感染**，并可提高驱除美洲钩虫的效果。

11. 左旋咪唑与噻苯达唑合用可治疗**肠道线虫混合感染**。

12. 左旋咪唑与枸橼酸乙胺嗪先后顺序应用可治疗**丝虫感染**。

13. 甲苯咪唑与西达替丁合用时，可能抑制甲苯咪唑的**肝脏代谢**，引起本品血浆浓度增高（尤其在疗程较长时）。

14. 哌嗪用于**蛔虫和蛲虫**感染。

15. 注意阿苯达唑在治疗囊虫病特别是脑囊虫病时，多于服药后**2~7日**出现头痛、发热、皮疹、肌肉酸痛、视力障碍、癫痫发作等不良反应。

历年考题

【A型题】通过改变虫体肌细胞膜的离子通透性发

挥驱虫作用，适用于儿童，常见制剂为宝塔糖的药品是（　）【2015年真题】

A. 青蒿素　　　　B. 氯喹
C. 哌嗪　　　　　D. 噻嘧啶
E. 吡喹酮

【考点提示】C。哌嗪对蛔虫和蛲虫均有较强的作用，它通过改变虫体肌细胞膜的离子通透性，使肌细胞超极化，减少自发电位发生，使蛔虫肌肉松弛，虫体不能在肠壁附着而随粪便排出体外。哌嗪治疗蛲虫病需连续应用7~10日，远不如使用阿苯达唑方便。其不良反应小，尤其适用于儿童。

第十三章 抗肿瘤药

第一节 直接影响 DNA 结构和功能的药物

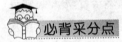

1. 直接影响 DNA 结构和功能的药物可以分为：破坏 DNA 的烷化剂、**破坏 DNA 的铂类化合物**、破坏 DNA 的抗生素类药物、拓扑异构酶抑制剂。

2. **烷化剂**是最早问世的细胞毒类药，氮芥是最早应用的烷化剂，主要用于恶性淋巴瘤和慢性淋巴细胞白血病；也可用于恶性肿瘤特别是小细胞肺癌所致的上腔静脉综合征。

3. 环磷酰胺抗瘤谱较广，对**恶性淋巴瘤**疗效显著。

4. 噻替哌局部**刺激性小**，可采取多种给药方式。

5. 烷化剂几乎具有细胞毒类药所有典型的不良反应，**骨髓功能抑制**为最为常见的不良反应，为剂量限制性毒性。

6. 由于烷化剂对细胞有直接毒性作用，故又被称为

细胞毒类药物。

7. 骨髓功能抑制表现在白细胞计数、血小板、红细胞计数和血红蛋白下降。除**长春新碱和博来霉素**外几乎所有的细胞毒药,均可导致骨髓抑制。

8. 环磷酰胺可使血清胆碱酯酶**减少**,血尿酸及尿尿酸水平增加。

9. 环磷酰胺需在**肝内活化**,因此腔内给药无法直接作用。

10. **顺铂**是非小细胞肺癌、头颈部及食管癌、胃癌、卵巢癌、膀胱癌、恶性淋巴瘤、骨肉瘤及软组织肉瘤等实体瘤的首选药之一。

11. **奥沙利铂**是胃肠道癌的常用药,是结直肠癌的首选药之一。

12. 顺铂与氨基糖苷类抗菌药物、两性霉素 B 或头孢噻吩等合用,有**肾毒性叠加作用**。

13. 卡铂与丙磺舒合用,可致**高尿酸血症**。

14. 卡铂与氯霉素、呋塞米或依他尼酸合用,可增加卡铂的**耳毒性**。

15. 替尼泊苷脂溶性高,可以透过血-脑屏障,为**脑瘤**的首选药。

16. 破坏 DNA 的抗生素类抗肿瘤药有**丝裂霉素和博来霉素**。

17. 丝裂霉素与他莫昔芬合用，可增加**溶血性尿毒症**的发生危险。

18. 拓扑异构酶Ⅰ抑制剂的代表药有**伊立替康**、拓扑替康、羟喜树碱。

19. 拓扑异构酶Ⅱ抑制剂的代表药有**依托泊苷、替尼泊苷**。

第二节　干扰核酸生物合成的药物（抗代谢药）

必背采分点

1. 抗代谢抗肿瘤药通过**干扰细胞的代谢过程**，导致肿瘤细胞死亡。

2. 抗代谢药主要用于治疗**急性白血病和恶性淋巴瘤**，也用于治疗一些实体瘤如乳腺癌、胃肠道癌、绒毛膜上皮癌、骨肉瘤等。

3. 氟尿嘧啶与甲氨蝶呤合用，两者可产生**协同作用**。

4. 氟尿嘧啶与四氢叶酸合用时，可**降低**氟尿嘧啶毒性。

5. 氟尿嘧啶与西咪替丁合用，首关效应**降低**。

6. 甲氨蝶呤与门冬酰胺酶同用可致甲氨蝶呤**减效**。

7. 甲氨蝶呤与**维生素 C**合用，可消除甲氨蝶呤化疗引起的恶心，但对其在尿中的排泄无明显影响。

历年考题

【A型题】为预防甲氨蝶呤所致的肾毒性，在化疗期间，除大量水化和利尿外，还应同时给予的尿路保护剂是（　　）【2015年真题】

A. 呋塞米　　　　B. 氯噻酮
C. 美司钠　　　　D. 坦洛新
E. 亚叶酸钙

【考点提示】C。应用甲氨蝶呤应监测肾毒性，为预防肾毒性，于化疗期间充分补充液体，鼓励患者多饮水，大剂量应用时应水化、利尿，同时给予尿路保护剂美司钠，并碱化尿液、使尿液pH≥7.0，尿量保持在每日2000～3000mL。

第三节　干扰转录过程和阻止RNA合成的药物（作用于核酸转录药物）

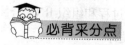

必背采分点

1. 柔红霉素可迅速溶解肿瘤细胞而致<u>血中尿素和尿</u>

酸升高。

2. 多柔比星与 β 受体阻断剂合用,可能增加**心脏毒性**。

3. 一般认为,表柔比星和吡柔比星的心脏毒性**低于**多柔比星。

4. 多柔比星经肾排泄虽较少,但在用药后 1~2 日可出现**红色尿**,一般都在 2 日后消失。

历年考题

【A 型题】1. 具有心脏毒性的抗肿瘤药是(　　)【2015 年真题】

　　A. 柔红霉素　　　B. 长春新碱

　　C. 紫杉醇　　　　D. 博来霉素

　　E. 环磷酰胺

【考点提示】A。蒽环类抗肿瘤抗生素有柔红霉素(DNR)、多柔比星(ADM)、表柔比星(EPI)、吡柔比星(THP)等,都是临床上有效的蒽环类化合物。蒽环类抗肿瘤抗生素的毒性主要是骨髓抑制和心脏毒性。

【A 型题】2. 干扰肿瘤细胞转录过程和组织 RNA 合成的抗肿瘤药是(　　)【2015 年真题】

　　A. 多柔比星　　　　B. 氟尿嘧啶

C. 伊立替康 D. 多西他赛

E. 门冬酰胺酶

【考点提示】A。蒽环类抗肿瘤抗生素有柔红霉素（DNR）、多柔比星（ADM）、表柔比星（EPI）、吡柔比星（THP）等，都是临床上有效的蒽环类化合物。这些抗生素大多是直接作用于 DNA 或嵌入 DNA，干扰 DNA 的模板功能，从而干扰转录过程，阻止 mRNA 的形成。

第四节 抑制蛋白质合成与功能的药物（干扰有丝分裂药）

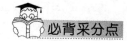

必背采分点

1. 抑制蛋白质合成与功能的药物主要作用于有丝分裂 M 期，干扰微管蛋白合成的药物包括三大类，即**长春碱类、紫杉烷类和高三尖杉酯碱**。

2. 长春碱类包括**长春新碱、长春碱、长春地辛和长春瑞滨**，用于治疗多种肿瘤。

3. 紫杉醇注射液需**避光 2℃~8℃**保存。

4. 长春新碱与替尼泊苷合用可增强长春新碱的**神经毒性**。

5. 门冬酰胺酶与甲氨蝶呤同用时，可通过抑制细胞的复制作用,阻断甲氨蝶呤的**抗肿瘤作用**。

6. 患者须住院治疗,首次使用或用过门冬酰胺酶但已停药1周或以上者,在注射本品前**须做皮试**。

第五节 调节体内激素水平的药物

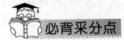

必背采分点

1. 他莫昔芬与环磷酰胺、氟尿嘧啶、甲氨蝶呤等细胞毒药联合应用时,**血栓栓塞**的风险增加。

2. 孕激素类主要包括**甲羟孕酮及甲地孕酮**。

历年考题

【A型题】1. 属于雌激素受体阻断剂的抗肿瘤药是( )【2015年真题】

A. 炔雌醇 B. 他莫昔芬

C. 阿那曲唑 D. 丙酸睾酮

E. 氟他胺

【考点提示】B。抗雌激素类药分为雌激素受体拮抗剂和芳香氨酶抑制剂。雌激素受体拮抗剂主要包括他莫昔芬和托瑞米芬。

【A型题】2. 属于抗雄激素类的抗肿瘤药是(　　)【2015年真题】

A. 炔雌醇　　　　B. 他莫昔芬
C. 阿那曲唑　　　D. 丙酸睾酮
E. 氟他胺

【考点提示】E。抗雄激素类药的代表药为氟他胺。

【A型题】3. 属于芳香氨酶抑制剂的抗肿瘤药是(　　)【2015年真题】

A. 炔雌醇　　　　B. 他莫昔芬
C. 阿那曲唑　　　D. 丙酸睾酮
E. 氟他胺

【考点提示】C。芳香氨酶抑制剂主要包括来曲唑和阿那曲唑。

第六节　靶向抗肿瘤药

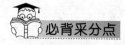

1. 吉非替尼和厄洛替尼所致不良反应中以**皮肤毒性和腹泻**最为常见，皮肤不良反应包括皮疹、皮肤干燥和指甲异常。

2. 单克隆抗体抗肿瘤药（简称单抗药）在癌症治疗方面最突出的优点是**选择性"杀灭"**，就是只对癌细胞起作用而对正常体细胞几乎没有伤害，从而有效地抑制癌细胞的增长和扩散，并大幅度降低毒副作用。

3. 利妥昔单抗与顺铂联合应用，可致严重的**肾毒性**。

4. 西妥昔单抗与顺铂、多柔比星、紫杉醇、拓扑替康、伊立替康、吉西他滨联合应用，可**增强**抗肿瘤疗效。

5. 利妥昔单抗可致**细胞因子释放综合征**。

6. 利妥昔单抗可能导致严重的**皮肤黏膜反应**。

7. 伊立替康须在西妥昔单抗滴注结束**1 小时**后开始使用。

历年考题

【A 型题】应用曲妥珠单抗治疗乳腺癌前对患者必须进行基因筛查，筛查的项目是（　　）【2015 年真题】

A. 表皮生长因子受体

B. 血管内皮生长因子

C. B 淋巴细胞表面的 CD20 抗原

D. 人表皮生长因子受体 –2

E. 雌激素受体

【考点提示】A。曲妥珠单抗、西妥昔单抗是人表皮生长因子受体-2（HER-2）胞外区的人源化单克隆抗体。建议单抗药在用前尽可能先做基因筛查。

第七节 放疗与化疗止吐药

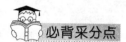

必背采分点

1. 抗肿瘤药的毒副作用表现多样，尤以消化道反应最为常见。

2. 多巴胺受体阻断剂代表药是甲氧氯普胺。

3. 多巴胺受体阻断剂与糖皮质激素联用，可增加疗效并减轻毒副作用。

4. 高选择性的 5-HT_3 受体阻断剂渐成为目前临床上化疗止吐的主要用药。

5. 昂丹司琼与地塞米松、甲氧氯普胺合用，可增强止吐效果。

6. 化疗药所致恶心与呕吐，按出现的不同时间可分为急性、迟发性和预期性恶心与呕吐三类。

7. 腹部手术后不宜使用昂丹司琼，以免掩盖回肠或胃扩张症状。

8. 阿瑞吡坦不能阻止已经发生的恶心和呕吐。

药学专业知识（二）

历年考题

【A型题】1. 对重度致吐化疗药所引起的恶心、呕吐，可选用的治疗药品有（　　）【2015年真题】

A. 昂丹司琼　　　　B. 地塞米松

C. 阿瑞吡坦　　　　D. 多西他赛

E. 托瑞米芬

【考点提示】ABC。重度致吐性化疗药所引起恶心呕吐的治疗，每天化疗前，联合应用 5-HT$_3$ 受体阻断剂、口服地塞米松 12mg 和阿瑞吡坦 125mg。

【B型题】（2~4题共用选项）【2016年真题】

A. 甲氧氯普胺　　　B. 维生素 B$_6$

C. 托烷司琼　　　　D. 阿瑞吡坦

E. 西咪替丁

2. 属于神经激肽-1受体阻断剂的止吐药是（　　）

3. 属于多巴胺受体阻断剂的止吐药是（　　）

4. 属于 5-HT$_3$ 受体阻断剂的止吐药是（　　）

【考点提示】D、A、C。阿瑞吡坦是目前唯一应用于临床的 NK-1 受体阻断剂，通过与 NK-1 受体（主要存在于中枢神经系统及其外围）结合来阻滞 P 物质的作用。多巴胺受体阻断剂代表药是甲氧氯普胺，为多巴胺 D$_2$ 受体阻断剂，对 5-HT$_3$ 受体亦有轻度抑制作用，通过作用于延髓催吐化学感受区中的多巴胺受体，提高该感受区的感受阈值而发挥中枢性止吐作用。已经上市的 5-HT_3 受体阻断剂主要有昂丹司琼、格雷司琼、托烷司琼等。

第十四章 眼科疾病用药

第一节 抗眼部细菌感染药

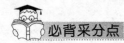 必背采分点

1. **局部给予抗菌药物(滴眼剂、眼膏剂)** 是眼科细菌感染疾病的首选方法,其作用直接、疗效显著、用量较小,仅在严重感染病例时考虑全身给药。

2. 细菌性睑缘炎的治疗是将抗菌药物的眼膏剂涂至**结膜囊内或睑缘**部分,给予3个月或更长时间的抗菌药物。

3. 虽然大多数细菌性结膜炎是**自限性**的,但是应用抗菌滴眼剂或眼膏剂是恰当的治疗措施。

4. 如用药后反应很差,则表明可能是**病毒性**或过敏性结膜炎。

5. 衣原体感染会导致**致盲性沙眼和包涵体性结膜炎**。

6. 对于衣原体感染的治疗除了注意个人和环境卫生之外,主要是**抗菌药物**的治疗。

7. 急性期或严重的沙眼应采用**口服阿奇霉素**进行全身治疗，首剂 500mg 顿服，以后一日 250mg，连续 4 日为 1 疗程。

8. 细菌性眼内炎是一种急症，通常需要采用多种途径，如结膜下注射、前房内注射、玻璃体腔内注射及全身途径来给予抗菌药物。其中以**玻璃体腔内注射**最为重要。

9. 左氧氟沙星具有抗菌谱广、作用强的特点，是用于治疗**眼部浅层感染**的可供选择的药物。

10. 长期使用四环素可的松眼膏剂可引起**青光眼、白内障**。

11. 利福平主要用于治疗**细菌性外眼感染**，如沙眼、结核性眼病及某些病毒性眼病。

历年考题

【A 型题】治疗单纯疱疹性角膜炎不宜选用的药品是（　）【2015 年真题】

　A. 利巴韦林滴眼液

　B. 更昔洛韦滴眼液

　C. 碘苷滴眼液

　D. 四环素可的松滴眼液

　E. 阿昔洛韦滴眼液

【考点提示】 D。单纯疱疹性或溃疡性角膜炎患者禁用四环素可的松眼膏剂。

第二节 降低眼压药

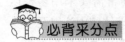

必背采分点

1. 迄今为止，只有**降低眼压**才能控制青光眼的病情。

2. 毛果芸香碱具有**缩小瞳孔和降低眼压**作用，对于闭角型青光眼，瞳孔缩小可以拉紧虹膜，使周边的虹膜从前壁拉开，从而使前房角开放而降低眼压。

3. 用于青光眼的β受体阻断剂有**卡替洛尔、美替洛尔**、噻吗洛尔和倍他洛尔。

4. 肾上腺素受体激动剂通过**减少房水生成和增加房水经小梁网的外流**来发挥药效。

5. β受体阻断剂不良反应包括眼部针刺感、烧灼感、疼痛、眼痒、红斑、眼干及过敏反应（包括过敏性结膜炎和睑结膜炎）。偶见引起**角膜病变**。

6. 卡替洛尔的缺点是在滴眼后 0.5～3 小时内，伴随缩瞳同时可产生暗黑感、远视障碍、调节痉挛，长期用药可引起**近视化倾向**。

历年考题

【A 型题】1. 治疗青光眼宜选用（　　）【2015 年真题】

A. 左氧氟沙星滴眼液
B. 复方托吡卡胺滴眼液
C. 毛果芸香碱滴眼液
D. 碘苷滴眼液
E. 阿昔洛韦滴眼液

【考点提示】C。毛果芸香碱用于急性闭角型青光眼、慢性闭角型青光眼、开角型青光眼、继发性青光眼等。

【A型题】2. 治疗细菌性结膜炎宜选用（　　）【2015年真题】

A. 左氧氟沙星滴眼液
B. 复方托吡卡胺滴眼液
C. 毛果芸香碱滴眼液
D. 碘苷滴眼液
E. 阿昔洛韦滴眼液

【考点提示】A。左氧氟沙星用于治疗细菌性结膜炎、角膜炎、角膜溃疡、泪囊炎等外眼感染。

【B型题】(3~5题共用选项)【2016年真题】

A. 毛果芸香碱　　B. 甘露醇
C. 乙酰唑胺　　　D. 噻吗洛尔
E. 地匹福林

3. 属于M胆碱受体激动剂的降低眼压药是（　　）

4. 属于β受体阻断剂的降低眼压药是（　　）

5. 属于肾上腺素受体激动剂的降低眼压药是（　　）

【考点提示】A、D、E。拟M胆碱药中毛果芸香碱具有缩小瞳孔和降低眼压作用。眼部滴用β受体阻断剂可通过阻断β受体，减少房水的生成，促进房水引流和排出，具有强大、持续的降低眼压作用，有效地控制眼压。用于青光眼的β受体阻断剂有卡替洛尔、美替洛尔、噻吗洛尔和倍他洛尔。地匹福林是肾上腺素的前药，具有良好的亲水、亲脂性，更好地渗入到前房，易于吸收，相比肾上腺素更快速地透过角膜，然后转化为活性成分而发挥药理作用，用量少，不良反应也较小。

第三节　抗眼部病毒感染药

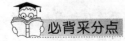

1. 阿昔洛韦对Ⅰ、Ⅱ型单纯疱疹病毒有效，其次是对水痘-带状疱疹病毒有效，而对EB病毒及巨细胞病毒<u>作用较弱</u>。

2. 阿昔洛韦具有良好的<u>眼内通透性</u>。

3. 更昔洛韦可进入<u>眼内组织</u>。

4. 利巴韦林作用机制可能是<u>抑制病毒合成酶</u>，减少病毒核糖核酸和蛋白合成，破坏病毒的复制与传播。

5. 阿昔洛韦用于**单纯疱疹性角膜炎**。

6. 碘苷用于单纯疱疹性角膜炎及其他疱疹性眼病、疱疹性皮肤病，亦可用于**疱疹性脑膜炎**。

7. 碘苷用于皮肤疾病，连续给药不宜超过 3～4 天，以免引起**接触性皮炎**。

第四节　眼用局部麻醉药

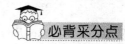

1. 局部麻醉是眼科最常用的麻醉方法，包括表面麻醉、浸润麻醉和**传导阻滞麻醉**等。

2. **丙美卡因**刺激小，多用于儿童。

3. 奥布卡因或利多卡因和荧光素的混合制剂可用于**眼压测量**。

4. 眼球有穿通性伤口患者禁用**丁卡因**。

5. 丁卡因可产生**深度麻醉作用**，适用于眼科小手术前麻醉，如角膜缝线的拆除。

6. 局麻药不能单纯作为镇痛药来解除眼部症状，也不能**交予患者自行滴用**。

7. 一般认为酯类局麻药比酰胺类发生过敏反应**多**。

第五节 散瞳药

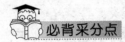

1. 1%阿托品滴眼剂可引起**睫状肌麻痹**，适用于青少年的屈光检查。

2. 0.5%托吡卡胺滴眼剂可用于**眼底检查**。

3. 1%后马托品作用时间较短，可作为治疗**眼前节炎症**的首选药。

4. 深色虹膜用药后**瞳孔不易散大**。要注意避免滴用的药物过量。

5. 阿托品类散瞳药对正常眼压无明显影响，但对眼压异常或窄前房角、浅前房的患者，应用后可使眼压明显升高而有激发**青光眼急性发作**的危险。

6. 心血管疾病患者避免使用去氧肾上腺素，或只能使用**2%浓度**的溶液。

7. 复方托吡卡胺滴眼液有作用强、起效快、持续时间短的特点，但瞳孔散大后有**5～10小时**的畏光及近距离阅读困难的现象。

眼科疾病用药 第十四章

历年考题

【A型题】散瞳和调节睫状肌麻痹宜选用（　　）【2015年真题】

　　A. 左氧氟沙星滴眼液

　　B. 复方托吡卡胺滴眼液

　　C. 毛果芸香碱滴眼液

　　D. 碘苷滴眼液

　　E. 阿昔洛韦滴眼液

【考点提示】B。托吡卡胺用于散瞳和调节麻痹。

第十五章 耳鼻喉科疾病用药

第一节 消毒防腐药

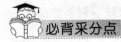

1. 硼酸滴耳剂滴耳时可有**短时间刺痛感**。

2. 高浓度过氧化氢溶液对皮肤和黏膜产生刺激性灼伤,形成疼痛"**白痂**"。

3. 鼓膜穿孔且流脓患者及6个月以下婴儿禁用**酚甘油滴耳剂**。

4. 过氧化氢遇氧化物或还原物即迅速分解并**产生泡沫**,遇光易变质。

历年考题

【A型题】1. 运动员慎用的外用药是( )【2015年真题】

A. 1%麻黄碱滴鼻液

B. 3%过氧化氢滴耳液

C. 2%酚甘油滴耳液

D. 0.1%阿昔洛韦滴眼液

E. 0.1%利福平滴眼液

【考点提示】A。麻黄碱滴鼻液冠心病、高血压、甲状腺功能亢进、糖尿病、鼻腔干燥者及闭角型青光眼者、妊娠期妇女、儿童、运动员、对本品过敏者慎用。

【A型题】2. 对消毒防腐药苯酚耐药的病原微生物是( )【2015年真题】

A. 球菌　　　　B. 双球菌

C. 杆菌　　　　D. 真菌

E. 病毒

【考点提示】E。苯酚的杀菌作用强，但对病毒和芽孢无效。病毒对碱类敏感，对酚类耐药。

第二节　减鼻充血药

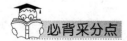

1. 减鼻充血药通常用于缓解鼻塞症状，但不宜长期

使用。**糖皮质激素**具有显著的抗炎作用而被广泛用于鼻炎的治疗。

2. 减鼻充血药是 α 受体激动剂，可对鼻甲中的容量血管产生收缩作用，通过**减少鼻黏膜中的血流**而缓解鼻塞症状。

3. 滴药过频易致**反跳性鼻充血**，久用可致药物性鼻炎。

4. 减鼻充血药中的盐酸麻黄碱、伪麻黄碱、萘甲唑啉、羟甲唑啉、抗感冒药的复方制剂，可促使鼻黏膜血管收缩，缓解鼻塞，但在滴鼻时过量，易发生**心动过速、血压升高**。

5. 赛洛唑滴鼻，成人，应用 0.1% 溶液，一次 2～3 滴，一日 2 次，连续使用不得超过 **7 日**。

第十六章 皮肤科疾病用药

第一节 皮肤寄生虫感染治疗药

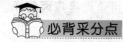
必背采分点

1. 疥疮是由**疥螨**引起，主要通过直接接触传染，也可通过患者用过的衣物间接传染。

2. 局部应用杀灭疥虫药，其中以**林旦霜**疗效最佳，其次是克罗米通（优力肤）、苯甲酸苄酯、硫黄软膏，被公认为特效药。

3. **林旦**是杀灭疥虫的有效药物，亦有杀灭虱和虱卵的作用，其与疥虫和虱体体表直接接触后，透过体壁，引起神经系统麻痹而死。

4. **克罗米通**具有局部麻醉作用，可治疗各型瘙痒症，并有特异性杀灭疥螨的作用，可作用于疥螨的神经系统，使疥螨麻痹死亡。另外，对链球菌和葡萄球菌的生长也有抑制作用。易于透入皮肤，作用迅速，可持续作用 6 小时。

5. 硫黄儿童慎用,不得与**铜制品**接触。

第二节 痤疮治疗药

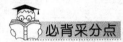

1. 过氧苯甲酰为强氧化剂,极易分解,遇有机物分解出新生态氧而发挥杀菌除臭作用,可杀灭**痤疮丙酸杆菌**,并有使皮肤干燥和脱屑作用。

2. 壬二酸的抗菌活性和吸收,均依赖于pH,pH低时具有**较高抗菌活性**,较快地进入细胞内,对各种不同病因引起的皮肤病具有良好的抗菌作用。

3. 壬二酸特点是渗透到异常细胞的药量比正常细胞多,能**可逆性地抑制**主要酶的活性。

4. 异维A酸对严重的**结节状痤疮**有高效。

5. 阿达帕林极少经皮吸收,对光和氧的稳定性较强,主要经**胆汁**排泄。

6. 过氧苯甲酰可能出现**过敏性接触性皮炎和干燥现象**。

7. 壬二酸有局部刺激反应,偶见皮肤脱色,罕见**光敏感**。

8. 对皮脂腺分泌过多所致的寻常型痤疮,首选

2.5%~10%过氧苯甲酰凝胶涂敷患部,一日1~2次。

历年考题

【A 型题】可用于重度痤疮(尤其是结节囊肿型痤疮)的药品是( )【2015 年真题】

A. 过氧苯甲酰　　B. 克林霉素

C. 阿达帕林　　　D. 异维 A 酸

E. 克罗米通

【考点提示】D。异维 A 酸用于重度痤疮(尤其是结节囊肿型痤疮)、毛发红糠疹。

第三节　皮肤真菌感染治疗药

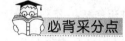

1. 绝大多数局限性浅表的真菌感染都可使用**外用抗真菌制剂**治疗。

2. 抗生素类抗真菌药分为多烯类抗生素(如两性霉素 B 和制霉菌素等)与非多烯类抗生素(如灰黄霉素),其中**两性霉素 B** 抗真菌活性最强,是唯一可用于治疗深部和皮下真菌感染的多烯类药物。

药学专业知识（二）

3. 制霉菌素抗真菌作用和机制与两性霉素 B 相似，对念珠菌属的抗菌活性较高，且不易产生耐药性。局部外用治疗皮肤、黏膜浅表真菌感染。口服吸收很少，仅适于**肠道白色念珠菌感染**。

4. 吡啶酮类抗真菌药渗透性强，可渗透过**甲板**。

5. 吗啉类抗真菌药有阿莫罗芬，为局部抗真菌药，通过**干扰真菌细胞膜麦角固醇的合成**导致真菌死亡。

历年考题

【A 型题】可抑制鲨烯环氧酶的活性，属于丙烯胺类抗皮肤真菌药的是（　　）【2015 年真题】

　　A. 制霉菌素　　　B. 联苯咪唑
　　C. 特比萘芬　　　D. 阿莫罗芬
　　E. 环吡酮胺

【考点提示】C。丙烯胺类抗真菌药包括萘替芬和特比萘芬，为鲨烯环氧酶的非竞争性、可逆性抑制剂。

第四节　外用糖皮质激素

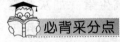
必背采分点

1. 根据外用糖皮质激素的药理作用强度大致可分为

弱效、中效、强效和超强效四类。

2. 外用糖皮质激素不能用于**皮肤溃疡或有皮肤萎缩**的部位。也不能用于局部有明显细菌、真菌及病毒感染的疾病。

3. 醋酸氢化可的松不宜长期、大面积使用,由于全身性吸收作用造成**可逆性下丘脑—垂体—肾上腺轴的抑制**,部分患者可出现库欣综合征、高血糖。

4. 醋酸曲安奈德不可用于**眼部**。

5. 卤米松用药的皮肤面积不应超过体表面积的10%,不应使用**封包疗法**。

历年考题

【A 型题】1. 属于超强效的外用糖皮质激素是( )【2015 年真题】

A. 氢化可的松　　B. 地塞米松

C. 卤米松　　　　D. 曲安奈德

E. 氟轻松

【考点提示】C。属于超强效的外用糖皮质激素是卤米松。

【A 型题】2. 大剂量使用,透皮吸收后对神经系统产生毒性,有诱发癫痫危险的药品是( )【2015 年

真题】

  A. 维 A 酸软膏   B. 克罗米通乳膏
  C. 硫黄软膏   D. 酮康唑乳膏
  E. 林旦乳膏

【考点提示】 E。过量使用林旦乳膏可产生神经毒性、皮肤损害和营养不良，也会导致其不良反应增强。使用中若出现过敏症状或中枢神经系统产生不良反应，应立即停药。精神病患者尽量不用。